Elisabeth Raether

Die trinkende Frau

Elisabeth Raether

Die trinkende Frau

Illustriert von Jean Jullien

PIPER
München Berlin Zürich

Mehr über unsere Autoren und Bücher:
www.piper.de/literatur

Dank an Matthias Kalle
für die trinkende Frau

ISBN 978-3-492-05721-9
4. Auflage 2019

Die Texte auf den Seiten 13, 17, 21, 25, 29, 33, 37, 41, 49, 53, 71, 75, 79, 83, 87, 91, 95, 99, 103, 107
sind unter dem Titel »Die trinkende Frau«
zuerst erschienen im *ZEITmagazin*,

Umschlaggestaltung: Cornelia Niere
Umschlagmotiv und Innenillustrationen: Jean Jullien
Gesetzt aus der Caslon Book
Gesamtherstellung: Kösel, Krugzell
Printed in Germany

Frau im Rausch. Eine Einleitung

Diese Kolumne, die zwischen 2011 und 2016 im *ZEITmagazin* erschienen ist, hätte eigentlich von einem Mann geschrieben werden sollen. Von einem Kollegen, der im Gegensatz zu mir berühmt ist. Er wollte aber nicht, weil er keine Zeit und wohl auch keine Lust hatte.

Hätte er die Kolumne übernommen, hätte sie nicht »Der trinkende Mann« geheißen, sondern »Prost!« oder so ähnlich. Ich erinnere mich nicht genau. Es wäre in jedem Fall nicht um einen Mann gegangen, der trinkt, sondern ums Trinken im allgemeinen und philosophischen Sinne, sicherlich wären auch Hemingway und Charles Bukowski vorgekommen.

Da ich aber nun diese Kolumne übernehmen sollte, bekam sie den Titel »Die trinkende Frau«.

Die Episode erzählt, wie Frauen an ihre Jobs kommen, nämlich wenn Männer nicht können oder wollen. Soweit ich weiß, wurde Angela Merkel Vorsitzende der CDU, weil nach der Spendenaffäre der Partei schlicht keine halbwegs unbelasteten Männer zur Verfügung standen.

Diese Geschichte beschreibt auch, dass es heute immer noch so ist: Frauen haben Frauenprobleme, Männer haben Menschheitsprobleme. Frauen schreiben über Frauen, Männer schreiben über Menschen.

Ich freue mich schon darauf, wenn ich eine alte Frau bin und meine Enkelin, sollte ich eine haben, mich ungläubig fragen wird: »Ihr Frauen musstet wirklich immer über Familienpolitik, Gefühle und sexuelle Gewalt schreiben? Ist ja irre, warum habt ihr euch das gefallen lassen?«

Dann werde ich sagen: »Wir fanden es halt normal, außerdem: Besser als nichts. Werd du erst mal so alt wie ich. Und jetzt schenk mir was von dem Eierlikör nach.«

Bis dahin wird Weltschmerz für Frauen immer PMS heißen, Prämenstruelles Syndrom. Sie, liebe Leserin, fühlen sich bisweilen melancholisch? Nun, das liegt sicher an Ihrer Gebärmutter oder Ihren Eierstöcken und nicht etwa daran, dass die Einsicht Sie bewegt, wie sinnlos die menschliche Existenz ist und wie schnell alles vergeht, nämlich von einem Augenblick auf den nächsten.

Ich weiß nicht, warum weibliche Gefühle als kleinlich gelten, während männliche Gefühle angeblich vom Weltganzen handeln. Obwohl, natürlich weiß ich es, aber das Wort *Patriarchat* macht wirklich allen schlechte Laune.

Ich habe jedenfalls die Erfahrung gemacht, dass eine Tischgesellschaft in betroffenes Schweigen verfällt, wenn irgendjemand das P-Wort erwähnt. Wahrscheinlich, weil die Frauen darüber nachdenken, ob dieses Monstrum von Begriff irgendetwas mit dem Magazinartikel zu tun haben könnte, den sie neulich über Anti-Aging-OPs am kleinen Zeh gelesen haben. Und die Männer, weil das Wort für sie ein Synonym für *Vorwurf* ist (und dabei haben sie nicht ganz unrecht, denn Hand aufs Herz: Welche Frau kann schwören, das latente schlechte Gewissen, das Männer Frauen gegenüber haben, niemals, nicht ein einziges Mal, ausgenutzt zu haben, wenn die eigenen Argumente vielleicht ein bisschen schwach waren? Seid ehrlich!).

Dabei sitzen wir ja im selben Boot. Dieses Patriarchat besteht darauf, dass Frauen ganz anders sind als Männer, wo wir doch inzwischen wissen, dass das so nicht stimmt. Man muss keine von Harald Martenstein verfolgte Genderwissenschaftlerin sein, um zu erkennen, dass Männer auch Frauen sind und Frauen auch Männer.

Für die meisten von uns, ob Mann oder Frau, läuft das Leben ungefähr so ab: Vernunft und Irrsinn geben sich die Klinke in die Hand. Irrationales steht neben Rationalem. Tiefe Gefühle kommen und gehen: Sehnsucht, Freude, Euphorie, Scham. Kuriose Gefühle mischen sich darunter, wie die Angst vor Fahrstühlen und der dringende Wunsch, auf einem Pony durch die Mongolei zu reiten. Man macht Fehler, man bereut, man verzweifelt, man steht auf und macht weiter. Das Leben nimmt seinen Lauf.

Da kommt der Alkohol ins Spiel.

Wer lebt, braucht Alkohol. So ist das.

Und das war etwas, das Frauen lange abgesprochen wurde: am Leben zu sein. Frauen waren Gestalten, die in Männerfantasien wohnten. Sie waren Wesen, die Gemälde, Romane und Gedichte bevölkerten, die in der Kunst besungen wurden, aber nicht diejenigen, die Kunst herstellten. Frauen waren Körper, die begehrt wurden. Schön, geheimnisvoll, fremd, exotisch, eine Aufgabe für jeden Mann und weitgehend ohne eigenes inneres Streben.

In jeder Kultur, die jemals erforscht wurde, gelten für Frauen beim Trinken strengere Regeln als für Männer.

Im Dschungel durften sie nicht an Trinkritualen teilnehmen, in England durften sie nicht in die Pubs, Bars und Clubs. Manche Getränke waren komplett tabu. Je mehr die Männer in Amerika im 19. Jahrhundert tranken, desto weniger tranken die Frauen, denn irgendjemand musste ja bei klarem Verstand sein und sich um das Zuhause und die Kinder kümmern. Die Einschränkungen waren mannigfaltig, das Prinzip ist immer dasselbe: Der Rausch ist nichts für dich. Und überhaupt: Mach, was wir dir sagen.

Ich gebe zu, dass es ein bisschen frivol wirken könnte, das Trinken zu einem Akt des Widerstands zu erklären. In Wirklichkeit trinke ich natürlich einfach gern, und zwar nicht immer unbedingt im Namen der Frauenrechte. Ich brauche keinen Anlass zu trinken, es passiert ganz von allein.

Ich weiß auch, dass ich als Frau hier in Europa *minor problems* habe. In weiten Teil der Welt plagen Frauen ganz andere Sorgen als die, dass man ihnen ihren Appletini nicht gönnt.

Und doch sehe ich einen Zusammenhang. Alkohol für Frauen zu tabuisieren ist ein kleiner Schritt in einem größeren System. Es gibt etwas, das uns mit den Frauen verbindet, die in Südamerika nicht abtreiben dürfen, die in manchen muslimischen Ländern bei jedem Schritt ihren Mann oder Vater um Erlaubnis bitten müssen, und zwar dieses: Frauen waren und sind die ersten Adressaten, wenn eine Gesellschaft sich mehr oder weniger sinnfreie Moralvorstellungen gibt. Ich meine damit nicht die großartigen moralischen Gebote der Menschlichkeit wie zum Beispiel Nächstenliebe, sondern die kleinlichen Regeln des Anstands, die nicht der Verbesserung der menschlichen Seele dienen, sondern der sozialen Kontrolle. Immer sind es die Frauen, die sich damit herumschlagen müssen.

Heutzutage verkleiden sich moralische Vorhaltungen als Ratschläge. Von Verachtung und Moral haben sich Frauen weitgehend befreit, die Mechanismen sind durchschaut. Doch was bleibt, ist die Sorge. Heute macht man sich um Frauen *Sorgen.* Sind sie stark genug? Haben sie die Nerven, um in dieser Welt zu bestehen? Können sie sich mit ihren Piepsstimmen Gehör verschaffen? Dann noch all diese Frauen, die einfach keinen Mann finden, ganz schlimm ist das für die. Und Frauen vertragen Bier doch so schlecht mit ihrer kleinen Leber. Wie kommen die mit all dem Stress und der Einsamkeit der modernen Existenz zurecht? Schaffen die das, oder sollte man sie nicht – nur zu ihrem eigenen Wohl! – wieder ins Haus sperren?

Wenn ich mir also etwas von den Frauen und Männern, die dieses Buch lesen, wünschen darf, dann dies: Genießt es! Entspannt euch! Es ist nichts Schlimmes, wenn eine Frau gern Alkohol trinkt. Und: Macht euch bitte keine Sorgen um mich, es geht mir gut. Ich habe auch etwas als Gegenleistung anzubieten.

Für dieses Buch habe ich einige neue Kolumnen

geschrieben, die nicht im *ZEITmagazin* erschienen sind. In einer etwas längeren reise ich nach Teheran und mache mich dort auf die Suche – nicht etwa nach Wesen und Bedeutung des politischen Islams, sondern nach einem Drink (war nicht leicht, wie man sich denken kann). Ich schreibe inzwischen übrigens auffallend gern über die unschönen Folgen des Trinkens für den Alterungsprozess, was mich 2011 noch nicht besonders interessiert hat. Die trinkende Frau ist ein bisschen älter geworden, aber das Trinken macht nicht weniger Spaß.

Herausgekommen ist: das weltweit erste Buch über die Kunst des Trinkens, in dem weder Hemingway noch Bukowski eine wichtige Rolle spielen.

Elisabeth Raether, Juli 2016

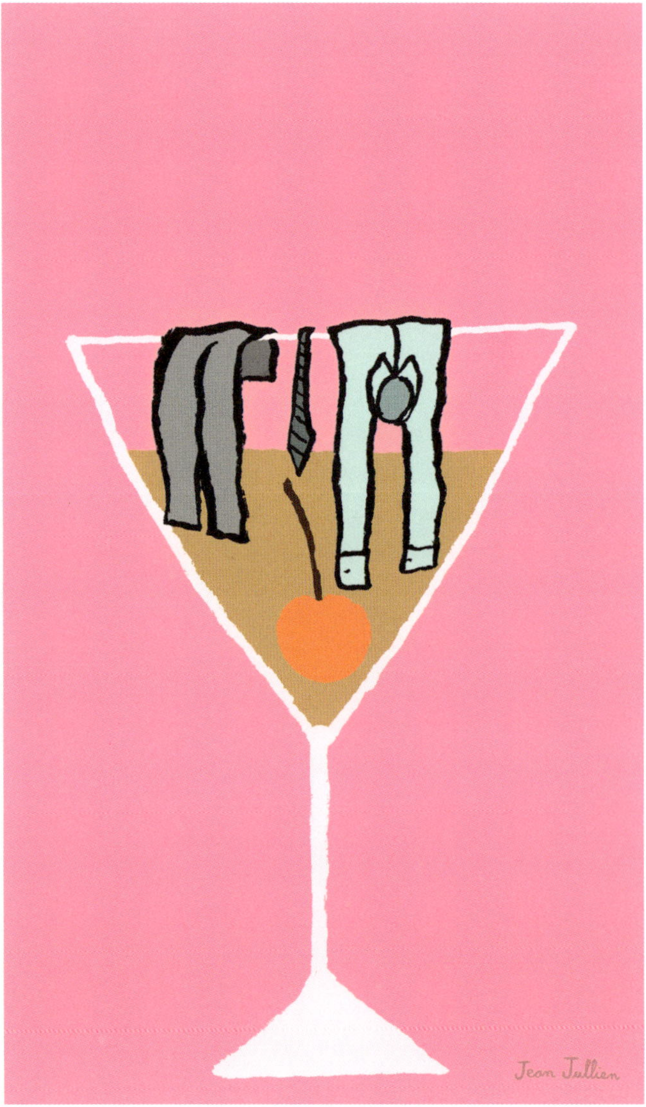
Jean Jullien

Saufkumpanen

Neulich wurde ich als *Saufkumpanin* bezeichnet. Meine Freundin K. machte sich auf den Weg, mich zu treffen, und als sie aus der Tür ging, rief ihr Mann ihr hinterher: »Schöne Grüße an deine Saufkumpanin.« Das, denkt er, bin ich für seine Frau. Eine Frechheit und vor allem ein totales Missverständnis. Saufkumpanin hört sich an, als träfe man sich nur, um sich zu betrinken.

Es kann sein, dass manche Leute so etwas wie Saufkumpanen brauchen, weil sie sich nicht trauen, alleine zu trinken, was nämlich in unserer Gesellschaft nicht gern gesehen wird. Selbst diejenigen, die sich um elf Uhr ihr erstes Bier bestellen, beteuern: Ich trinke aber nie allein Alkohol. Ich persönlich trinke nie (sehr selten) um elf Uhr morgens, dafür trinke ich ständig allein Alkohol, auf meinem Sofa, in meinem Bett, in der Badewanne, beim Aufräumen. Fast so gern wie mit anderen Leuten trinke ich alleine, und soweit ich weiß, ist Alkohol auch nicht gesünder, wenn man ihn gemeinsam mit anderen zu sich nimmt.

Ich brauche keine Ausrede, um Alkohol zu trinken. Abgesehen davon saufen meine Freundin K. und ich nicht, sondern wir nehmen Drinks zu uns. Zum Beispiel zwei Manhattan Perfect, jenen herrlichen Whiskeycocktail, in irgendeiner entlegenen Bar, die das Schicksal vieler Berliner Cocktailbars teilt: Die Drinks sind großartig, das Publikum ist mittelmäßig, denn es besteht aus Touristen und BWL-Männern mit großen Uhren in sehr blonder Begleitung. In Berliner Bars gilt das Gesetz der Neunzigerjahre immer noch: Nur wenn die Drinks schlecht schmecken, kommen die coolen Leute.

K. und ich gehen gern in die Reiseführer-Cocktailbars, weil wir uns manchmal fragen, ob es eigentlich ein schönes Leben wäre, die blonde Begleitung eines Mannes mit großer Uhr zu sein. Außerdem schmecken uns die Wasabinüsse wirklich sehr gut, und, das Wichtigste, wir wollen sicher sein, niemanden zu treffen, den wir kennen.

Denn wir, lieber Ehemann von K., sind nämlich keine Saufkumpaninnen, die befreundet sind, um zu trinken, sondern wir trinken, um zu reden. Schwer vorstellbar für einen Mann, ich weiß, denn wir fangen auch nicht gegen Mitternacht an, steile Thesen über die Rolle der britischen Monarchie oder über Atomstrom aufzustellen. Nein, wir reden über unsere Geheimnisse. Wir erzählen uns das, was niemand über uns weiß. Ein Beispiel: Eine von uns hatte eine lange Zeit eindeutige Träume, in denen Christian Wulff die Hauptrolle spielte. Ich verrate nicht, welche von uns beiden, ich will nur so viel sagen – wir haben beide *daddy issues.* Es bedarf eines gut gemachten Manhattan Perfects, um solche Geheimnisse hervorzulocken. Nur dem Alkohol verdanken wir es, dass wir diese Dinge übereinander wissen.

Drei Apéros pro Abend

Alkohol auf nüchternen Magen zu trinken und nachzuspüren, wie das Gift langsam die Nerven entspannt – das nennt man in mediterranen Ländern Aperitif. Die Sonne muss noch nicht untergegangen sein. Es muss nur die Zeit gekommen sein, zu der man sein Tagwerk betrachtet und denkt: Mein Job ist wirklich unglaublich interessant, aber das kann auch alles bis morgen warten.

Dieser Moment wird zum Beispiel in Frankreich großzügig begossen, mit Bier, Champagner, Pastis, Wein oder was man gerade zur Hand hat. Wenn man in einem französischen Dorf die Ferien verbringt, kann es einem passieren, dass man auf dem Weg zum Aperitif bei den Nachbarn von den anderen Nachbarn zu einem zweiten Aperitif eingeladen wird, obwohl man zu Hause sowieso schon einen getrunken hat. Macht drei Apéros am Abend.

Natürlich esse ich die Chipsschüssel und die Teller

mit den Salzmandeln leer, die zu den Drinks gereicht werden. Ich esse auch die Krümel, die am Ende übrig bleiben. Das ist eigentlich nicht vorgesehen, denn das Essen ist die Dekoration für den Alkohol. Aber es nimmt mir keiner übel. Sie wissen, dass Deutschland das Land ist, in dem man den Genuss schnell und gründlich hinter sich bringt. Ich kann nichts dafür – es ist meine Kultur, in der man Essen in großen Mengen wortlos und ohne viel Aufhebens zu sich nimmt, und zwar bis der Teller leer ist.

Wenn ich es mir richtig gut gehen lassen will, gehe ich zur Krankengymnastik. Einmal die Woche treffe ich eine kräftige, rotgesichtige Frau, deren therapeutische Zuwendung darin besteht, dass sie vom anderen Ende des Zimmers Anlauf nimmt und sich auf mich wirft. Sie nennt das »mobilisieren«, was meinem Gefühl nach ein Wort aus der Sprache des Militärs ist. Es geht um meinen Rücken. Einmal hat sie mich gefragt: »War das Ihr Arm, der gerade so geknackt hat?«

In der deutschen Sprache bildet man mit dem Wort »Wellness« viele Komposita zur Verunglimpfung derer, die sich alles zu einfach vorstellen. Es gibt Wellness-Religionen, Wellness-Literatur, Wellness-Fernsehen. Dahinter steht die Vorstellung, Wohlbefinden behindere das Denken und schade dem Intellekt.

Jeder soll machen, was er für richtig hält. Wer sein Leben betrüblicher gestalten will, als es ohnehin schon ist – warum nicht? Ich denke nur, dass man im Umkehrschluss schlechte Laune nicht mit Intelligenz verwechseln sollte. Wenn man mies drauf ist, ist man noch kein Genie. Das weiß ich, weil ich oft mit dem Bus fahre, und über die Berliner Busfahrer heißt es, einige hätten in den Innendienst gewechselt, als man sie gebeten habe, ihren Fahrgästen ab und zu ein Lächeln zu schenken.

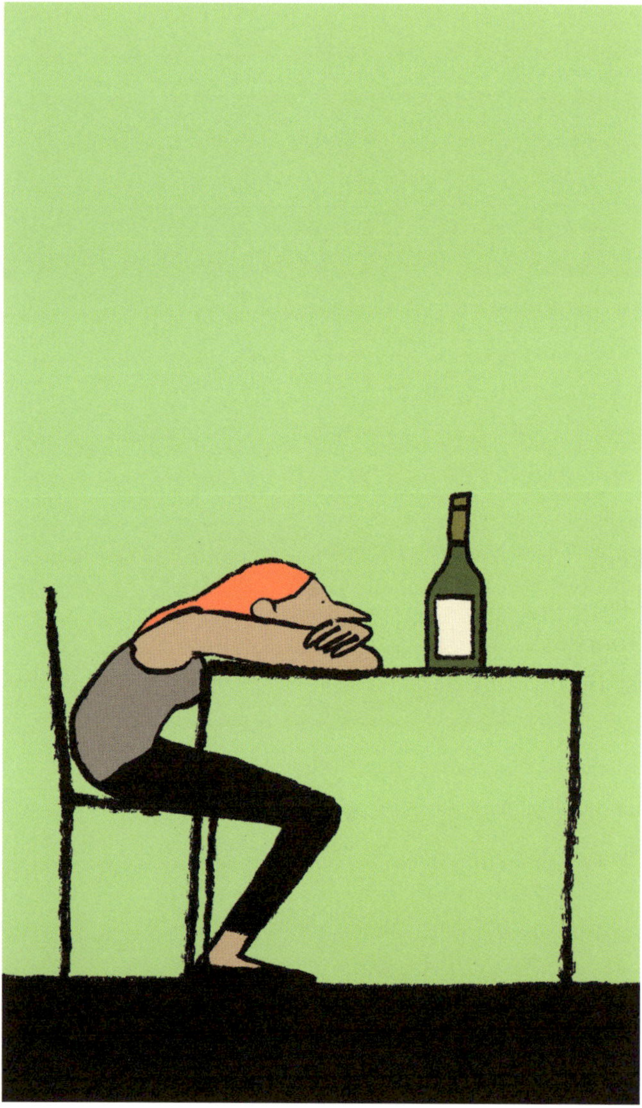

Parka oder Burka

Es heißt ja, in Berlin tanzten die Leute auf der Straße und dächten nicht daran, was morgen sein könnte. Ich habe das neulich beobachtet: Auf dem Bürgersteig vor der Bar hatte sich eine Gruppe von Musikern aufgebaut, und ein Paar tanzte auf der Straße. Die Barbesucher freuten sich und guckten zu. Die Touristen blieben stehen und dachten wohl: Endlich ist Berlin so, wie man uns das versprochen hat, wir haben schon die ganze Zeit danach gesucht. Aber schon gleich kam ein Polizeiwagen vorgefahren, und die junge Polizistin ermahnte die Tänzer und Musiker. Sie packten ihre Sachen.

Es war schade, dass die Musik aufhörte, aber andererseits überraschte es mich nicht, denn wenn man ehrlich ist, ist in Berlin nie was los. Ich lebe schon Jahre hier. Es war das erste Mal, dass ich jemanden auf der Straße habe tanzen sehen, und es war nach fünf Minuten vorbei.

Tatsächlich ist das genau der Grund, warum ich hier wohne: Hier leben keine Top-Performer, hier leben Leute, die es gern ruhig und gemütlich haben. Berlin gilt als aufregendste Stadt der Republik. Dabei sind die Bürgersteige leer. Im Winter verschwinden die Frauen unter Parkas, die auf ihre Attraktivität eine ähnliche Wirkung wie eine Burka haben. Event des Jahres ist die weihnachtliche Beleuchtung der Bäume Unter den Linden, die allerdings vor eineinhalb Jahren wegen einer Baustelle gefällt wurden. Eine berühmte Figur des Berliner Nachtlebens, der Besitzer des Clubs Watergate, zu dem junge Menschen aus der ganzen Welt anreisen, hat kürzlich in einem Interview gesagt, er habe am Anfang ab und zu mal Abwechslung ins musikalische Programm gebracht, da sei sein Laden fast pleitegegangen: Die Leute gehen dahin, wo das passiert, was sie erwarten.

Ist doch in Ordnung. Abwechslung an sich bedeutet nichts. Mir ist es gelungen, das Gefühl der Langeweile von der Kindheit ins Erwachsenenalter herüberzuretten. Wer kann schon im mittleren Alter, in der Rushhour des Lebens, behaupten: Gott, ist mir langweilig? Und wer geht mit mir so weit, zuzugeben: Manchmal trinke ich aus schierer Langeweile.

Dabei ist Langeweile ein guter Grund zu trinken. In Ihrem Leben ist nichts los? Sie können sich fürs Bungee-Jumping anmelden oder Ihre Frisur verändern. Ich empfehle den Besuch in einer Weinhandlung, wo es diese leichten deutschen Rotweine gibt, die einem runtergehen wie Öl. Der Bürotag hat es nicht gebracht? In der Bar um die Ecke löst man dieses Problem im Handumdrehen. Dort lässt es sich genießen, dass nicht immer etwas los ist und nicht ein Event auf das andere folgt. Dass die meisten Tage in Ordnung sind, ohne zu begeistern. Das meiste hat man schon mal erlebt. So ist das, wenn man nicht gerade erst auf die Welt gekommen ist.

Wein ist nie peinlich

Es ist ja leider in Deutschland nicht verbreitet, zum Mittagessen ein Glas Wein zu trinken. Ich mache es trotzdem, weshalb ich auf manche Leute so wirke, als hätte ich Probleme. Habe ich auch, und ich wäre froh, wenn sie sich mit einem Glas Wein lösen ließen. Aber ich mag einfach Mittagessen, die wie Abendessen sind. Man isst etwas Richtiges, nicht nur Möhrensalat in der Plastikschale aus dem Supermarkt. Man trinkt dazu ein Glas Wein, und man unterhält sich. Am besten geht so etwas meiner Meinung nach mit anderen Frauen. Kann sein, dass ihre Freude am Loslabern Frauen davon abhält, ihre Karriere voranzutreiben. Aber Mittagessen macht mit ihnen eindeutig mehr Spaß. Sie finden nichts dabei, in einem als Bayernlokal eingerichteten Restaurant in Berlin-Mitte an einem Dienstag um 13 Uhr 25 bei Pilzragout und Serviettenknödeln die großen Fragen zu stellen: Willst du Kinder? Bist du traurig, dass du keine hast?

Wie läuft die Analyse? Mit welchem Kollegen würdest du theoretisch am ehesten ins Bett? Danach geht's wieder zurück an den Schreibtisch.

Ich habe die schönsten Erinnerungen an einen Nachmittag an einem südfranzösischen Strand. Es war in einem der Küstenorte, wo die Bewohnerinnen neonfarbene Badeanzüge und Goldschmuck tragen und eine Haut wie Kalbsleder haben, weil sie ihr Leben am Strand und am Pool verbracht haben. Meine Reisebegleitung und ich tranken eine Flasche Rosé. Wir gaben in jedes Glas drei Eiswürfel. Als der Sommer vorbei war, stellte sich heraus, dass der Gute schon lange eine Affäre mit einer Frau hatte, die neun Jahre älter ist als ich. Ich fühlte mich doppelt betrogen, was zugegebenermaßen nicht sehr fortschrittlich gedacht war von mir. Wir sprachen an diesem Nachmittag nicht viel miteinander, sahen uns nur manchmal friedlich an. Er dachte wahrscheinlich an seine Affäre, ich an nichts, und vor uns glitzerte das Meer.

Alkohol kann einem dabei helfen, das instinktive Misstrauen abzubauen, das man seinen Mitmenschen gegenüber empfindet. Daran ist nichts Problematisches. Weintrinken sollte einem nie peinlich sein. Selbstbewusst sollte man auch zur Mittagszeit seine Bestellung beim Kellner aufgeben. Der im Bayernlokal trägt immer Lederhosen. Einmal habe ich ihn gefragt, wo denn bitte das Klo zu finden sei. Er sagte: »Sie meinen die Toilette?« Er trägt Lederhosen, aber er ist sehr wohlerzogen. Das weiß ich zu schätzen.

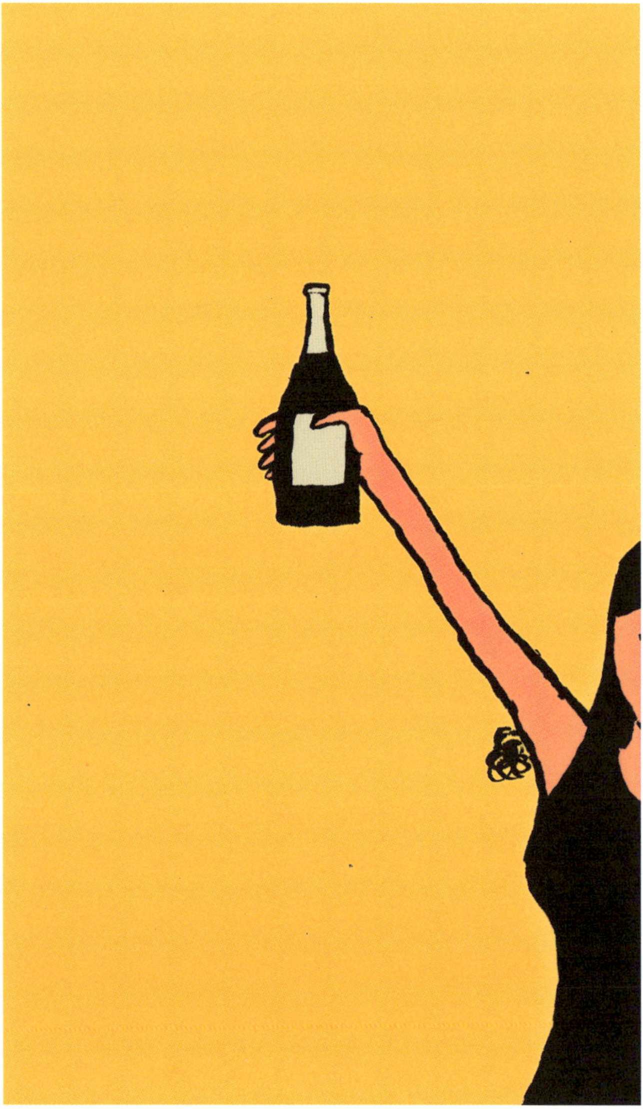

So viel Champagner

Wenn ich behaupte, dass zu viel Champagner getrunken wird, könnte man das für die etwas plumpe Metapher einer Autorin halten, die auch in einer dem Alkohol gewidmeten Kolumne etwas Gesellschaftskritisches sagen möchte. Aber so ist es nicht. Wir trinken wirklich alle zu viel Champagner, nicht im übertragenen Sinne. Wo man hingeht, Vernissage, Empfang, Abendessen, überall gibt es Champagner, als gäbe es keine anderen Drinks mehr auf der Welt.

Kürzlich ging ich zu einem Ball – ich sage nicht, welcher, weil man nicht unhöflich über seine Gastgeber spricht –, bei dem man mit Champagner abgefüllt wurde. Champagner ist ein Alkohol, der keine Angst macht, weil er teuer ist, sauber prickelt und oft sogar rosa ist. Und wenn die Drinks umsonst sind, trinken die Leute sowieso viel mehr, als sie vertragen. Ich kenne das von Diäten: Ich denke, Gipfel der Irrationalität, der Schokokeks hätte weniger Kalorien, wenn ich ihn von jemandem geschenkt bekommen habe. Nur weil ein Kellner den Champagner umsonst ausschenkt, heißt das nicht, dass der Drink nicht seine fiesen Nebenwirkungen entfaltet, das heißt: rote Bäckchen und zu viel Luft im Magen. Kann sein, dass ich etwas übersehe, aber ich halte Champagner höchstens für ein passables Getränk. Der Ball war mein allererster Ball. Ich war quasi eine Debütantin. Allerdings bin ich nicht mehr achtzehn, sondern in einem Alter, in dem man sich zu fragen beginnt, was altersgemäße Kleidung ist. Und meine Garderobe ist nicht wie die einer Debütantin darauf ausgerichtet, dass ein Mann mich erblickt und sofort um meine Hand anhalten will. Meine Garderobe ist einerseits praktisch und enthält andererseits Elemente, die alle Männer, die ich kenne, absolut bescheuert finden: Keilabsätze, sackartige Hosen, Glitzerballerinas, Mode eben.

Ein Modelabel erklärte sich freundlicherweise bereit, mir ein Kleid zu leihen, und zwar gegen eine Gebühr, die so hoch war wie in meiner naiven Vorstellung der Kaufpreis eines Kleides. Kein guter Deal. Zumal mein Begleiter sich von der kühlen Privatklinikatmosphäre im Showroom überhaupt nicht beeindrucken ließ. Als ich ein Abendkleid anprobierte – hohe Taille, aus der Unmengen von Stoffbahnen zu Boden flossen –, fragte er: »Stehst du auf einer Bierkiste?« Tatsächlich sah ich aus wie eine Opernsängerin, aber *not in a good way.*

Ich trug schließlich ein Cocktailkleid, also knielang, und fühlte mich rebellisch. Eine Debütantin zeigt Knie, hatte man so etwas schon gesehen? Es ist so einfach, sich als Frau rebellisch zu fühlen. Ein Model, das Schokoriegel isst, eine dunkelhaarige Nachrichtensprecherin, eine Romanautorin, die sich nicht die Achseln rasiert, eine Frau, die Whiskey statt Champagner trinkt – so selbstbewusst, die Frauen heute!

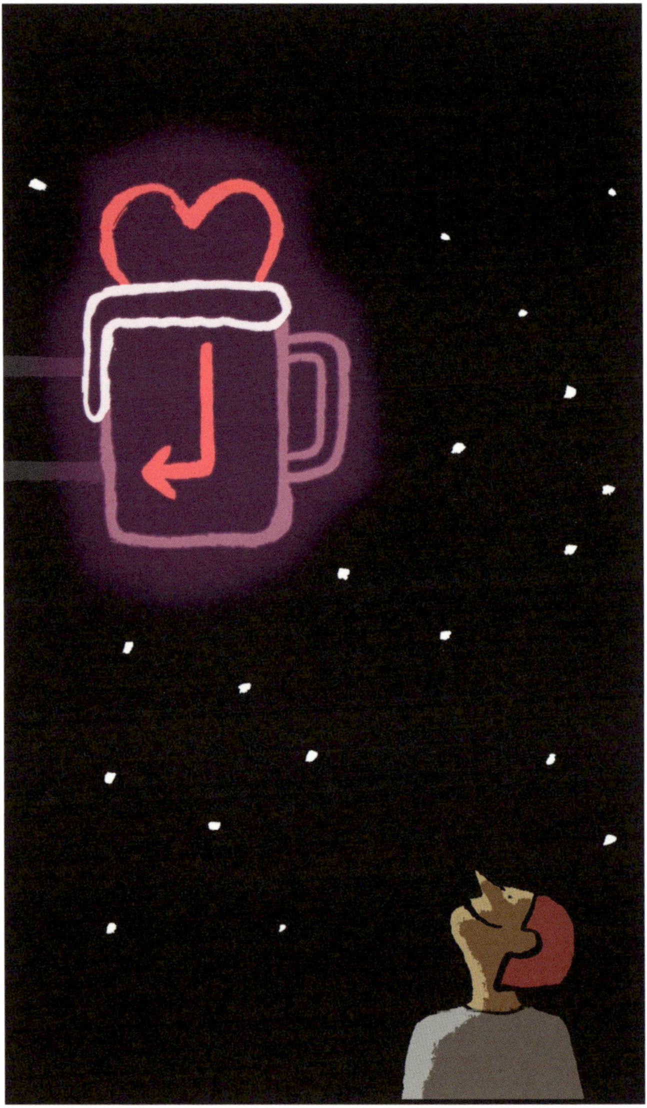

Taxifahrer, bester Freund

Neulich fand ich mich rauchend und Averna – zuckersüßen Italolikör – trinkend in einer Kaschemme außerhalb der Stadt wieder. Was war geschehen? Die Taxifahrt dorthin führte durch dunkle Industriegebiete und kostete fünfundzwanzig Euro. Ich dachte, der Taxifahrer will mich entführen. Das klingt witzig, aber es ist mir wirklich mal passiert, dass ein Fahrer mir lüstern das Knie getätschelt hat, als ich gerade am Bezahlen war. Es war ein Vertrauensbruch, über den ich lange nicht hinwegkam, denn Taxifahrer sind *a girl's best friend.* Sie sind immer auf deiner Seite, sehen diskret weg, wenn du aus unterschiedlichen Gründen schluchzend auf der Rückbank sitzt. Das Taxi ist eine Art fahrendes Frauenhaus, der Ort, an den man sich rettet, wenn man zum Beispiel mit Stöckelsandalen in eine Packung Ayran getreten ist, die auf dem Bürgersteig herumlag, oder wenn man aus Versehen zu viel getrunken hat und schnell nach Hause sollte, bevor man noch weiter fremden Menschen in der Bar vom wirklich sehr süßen Hund erzählt, mit dem man seine Kindheit verbracht hat und der dann starb, sanft entschlief mit vierzehn Jahren (ungefähr achtzig Menschenjahre).

An dem Averna-Abend wollte mich allerdings niemand entführen oder auch nur betätscheln – diese Zeiten sind für mich für immer vorbei, neulich rief ein junger Mann mir auf der Straße »He, Mutter« hinterher, was, glaube ich, nicht als Kompliment gemeint war.

In die Kaschemme hatten mich Leute eingeladen, die auf der Suche nach wilder Romantik sind. Deshalb geht man an diese Trash-Orte, in neonbeleuchtete Chinarestaurants, Fischimbisse unter S-Bahn-Bögen, indische Teestuben mit Plastikstühlen. Es ist eine verständliche Reaktion auf die Gourmetisierung der Welt. Alles, was man zu sich nimmt, soll heute ja köstlich, hausgemacht, unwiderstehlich, perfekt schmecken. Über Weinkenner musste man sich schon immer lustig machen, aber jetzt gibt es auch Wodka-, Bier- und Tonic-Water-Kenner.

Kürzlich sprach mich in einer Bar ein Mann um die sechzig an, er empfahl mir einen Whiskey, dessen hervorragendes Torfaroma er lobte. Ich freute mich schon, dass ich offenbar wenigstens bei Männern dieser Altersgruppe nichts von meinem Charme eingebüßt habe, aber er wollte wirklich nur über Torfaroma sprechen.

Averna, der wie DDR-Hustensaft schmeckt, ist ein gutes Gegenmittel gegen den eigenen Gourmet-Nerdismus. Man verzieht das Gesicht, spürt, wie die zähflüssige Masse die Speiseröhre hinuntersickert, bekommt eine Ahnung vom Sodbrennen, das ganz sicher folgen wird, und besinnt sich: Was ist wirklich wichtig im Leben? Soll auf meinem Grabstein stehen: Was ihre Drinks angeht, traf sie immer eine hervorragende Wahl?

Schnaps bleibt Schnaps

Bei einem Abendessen, zu dem mich Freunde eingeladen hatten – es gab eine Lammkeule –, ließ sich Folgendes beobachten: Nach dem Kaffee zog sich B., die Gastgeberin, zurück; der Gastgeber blieb sitzen und trank drei Schnäpse, und zwar einen Obstbrand von einer kleinen Brennerei am Bodensee. Dann verschwand er mit einer der Eingeladenen auf dem Balkon.

Verlegenes Kichern am Tisch. Zu viel Schnaps trinken, dann mit der erstbesten Frau knutschen, sobald die Ehefrau nicht guckt, so stelle ich mir die Siebzigerjahre vor. Fast war ich stolz, Leute zu kennen, die offenbar nicht, wie es über meine Generation heißt, frühverspießert in serieller Monogamie lebend dem Burn-out entgegensteuern – während unsere Eltern es ja irgendwie geschafft haben, eine Studentenrevolte anzuzetteln, sich dreimal scheiden zu lassen und dabei trotzdem so viel Geld beiseitezulegen, dass sie ihren Ruhestand jetzt in einem Haus am Mittelmeer verbringen können.

Um B. zu trösten, äußerte ich ihr gegenüber diese Gedanken, als wir uns ein paar Tage nach dem Balkonvorfall zum Joggen im Park trafen. Aber B., kleine Schweißperlen auf der Stirn, sagte nur, in den Siebzigern habe man auch geglaubt, sich im Auto nicht anzuschnallen sei Ausdruck persönlicher Freiheit. Sie sei überhaupt nicht stolz auf ihren dämlichen Ehemann, den sie leider liebe und mit dem sie jetzt, nachdem er ihr die Episode treuherzig gebeichtet habe, Abend für Abend über die Begriffe Freiheit und Verantwortung diskutieren müsse. Obwohl sie gerade wirklich keine Zeit für ungeordnete Verhältnisse habe.

Im Übrigen bin ich sehr gern frühverspießert, schnaufte sie, als wir einen Hügel hinaufliefen, und sah dabei gar nicht spießig, sondern unglücklich aus. Sie hat einen Termin bei der Eheberatung gemacht, und den Schnaps, das teure Zeug aus Süddeutschland, hat sie am nächsten Tag in die Spüle gegossen. Denn Schnaps bleibt Schnaps, auch wenn er liebevoll aus Bioobst gebrannt ist, man muss ihn vertragen können, und Beziehungen sind Arbeit. Unbezahlte Arbeit übrigens.

Als die OECD neulich eine Studie zur unbezahlten Arbeit in der Welt herausgab, konnte man feststellen, was niemanden überrascht: dass Frauen mehr Zeit als

Männer mit unbezahlter Arbeit im Haus verbringen, hundert Minuten am Tag nämlich. Beziehungsarbeit noch nicht mitgerechnet. Verzeihen, Reden, Nachfragen, Dableiben, Wiederversuchen, Weitermachen – neben Putzen, Waschen und Aufräumen sind das die Tätigkeiten einer Frau. Unser Lieblingsgetränk ist die Weinschorle, halb und halb, ein guter Kompromiss.

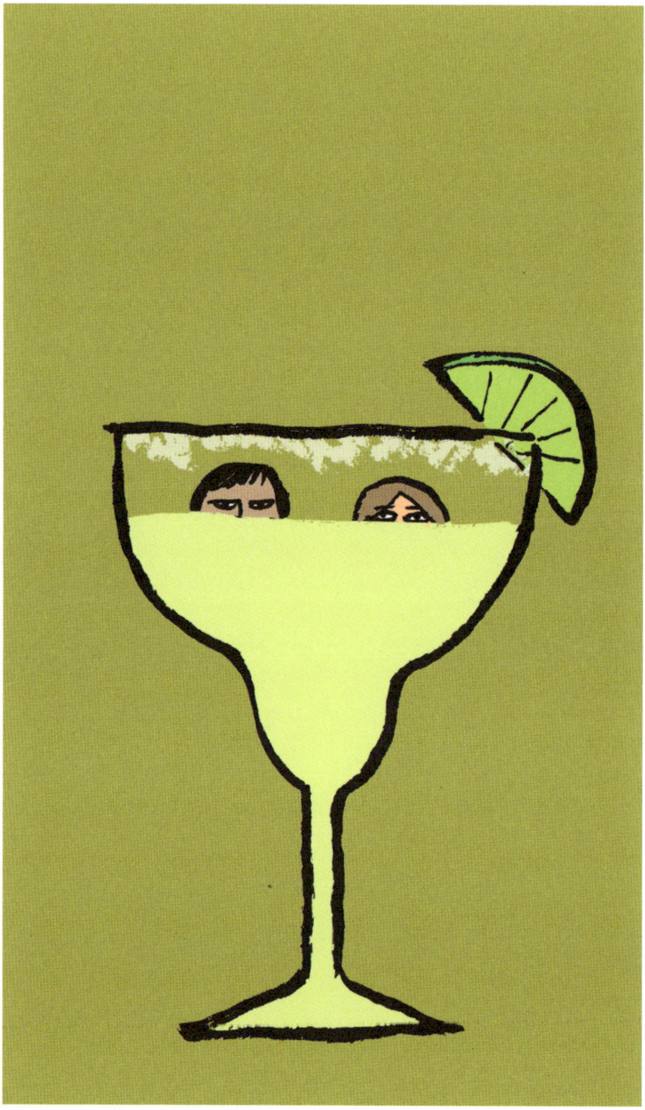

Sorry!

Ich verbrachte einen Abend mit meiner Freundin M. in einer Bar, wo jede von uns zweieinhalb Margarita trank. Leider hatte ich vergessen, dass Margarita, ein schöner, fast hundert Jahre alter Cocktail, in gewöhnlichen Bars mit Tequila gemixt wird, der nicht aus Agaven, sondern aus mexikanischem Nagellackentferner besteht. Jedenfalls redeten meine Freundin M. und ich an diesem Abend ausführlich über die Probleme unseres Lebens, eine unserer Lieblingsbeschäftigungen. Dann wollten wir gehen, es war vielleicht ein Uhr, also nicht spät für Freitagnacht. Aber wir arbeiten viel, sind eigentlich immer müde und auch nicht mehr fünfundzwanzig. Wir wollten also nach Hause, M. steht auf, sortiert ihr Outfit, schwankt ein wenig, aber auf recht nette, gar nicht peinliche Weise. Die Räumlichkeiten der Bar sind etwas unübersichtlich, sie deutet auf eine der Türen, sagt, da geht's raus. Doch die Tür ist keine, sondern ein Spiegel, sie rennt dagegen und fällt um. Mehr erwarte ich nicht von einem Frauenabend: Cocktails trinken, ernsthafte Probleme besprechen und grandioser Slapstick am Ende.

Um elf Uhr am nächsten Morgen rief M. an, um sich zu entschuldigen. Ich für meinen Teil tat so, als wäre ich schon lange wach. Sie habe gerade so viel zu tun, Stress und neue Kontaktlinsen, deshalb habe sie den Spiegel übersehen. Sie redete immer schneller, wahrscheinlich war sie immer noch betrunken. Ich dürfe nie jemandem davon erzählen, niemandem, jemals. Sie würde ja auch niemandem verraten, sagte sie schließlich mit rauer Stimme, dass dieser Ratscher neulich in meinem Gesicht überhaupt nicht die Folge einer allergischen Reaktion war, sondern eines nächtlichen Sturzes auf den Sisalteppich in meinem Schlafzimmer. »Hör mal bitte«, sagte ich sanft, »ich habe gar kein Sisal im Schlafzimmer. Reg dich ab, dein Geheimnis ist bei mir gut aufgehoben. Du musst mich nicht erpressen.«

Es ist ein jahrtausendealtes, exotisches Ritual zwischen Frauen, das man vielleicht mal in die UNESCO-Liste immaterieller Kulturgüter aufnehmen könnte: sich am nächsten Tag für alles Mögliche entschuldigen. Fiele Männern nicht ein, glaube ich. Aber wir haben es so von unseren Müttern gelernt, und die haben es von unseren Großmüttern gelernt. Nie werden wir trinkende Genies sein, deren Kreativität der Suff beflügelt. Trunkene Melancholie, behagliches Selbstmitleid am nächsten Morgen, diese schönsten aller Gefühle sind Männern vorbehalten. Wir haben Stress, verquollene Augen und eine große Auswahl kühlender Cremes im Badezimmerschrank, damit niemand sieht, was letzte Nacht passiert ist. Ein Mann, sagte Ernest Hemingway, ist erst ein Mann, wenn er betrunken ist.

Runter mit dem Zeug!

Jeder kann machen, was er will, aber was man trinkt, hat immer eine soziale Bedeutung. Jeder Drink hat Symbolwert. Jeder Drink will etwas sagen.

Wenn Sie Rotwein zu Ihrem Fisch trinken wollen, wird der gnädige Kellner im Restaurant es Ihnen vielleicht ausnahmsweise genehmigen, und Sie werden sich den ganzen Abend ein bisschen aufrührerisch fühlen, aber nicht so sehr, dass Sie sich trauten, den Limoncello stehen zu lassen, der Ihnen nach dem Essen ungefragt serviert wird.

Wenn Sie einen Whiskey trinken, werden Sie auf keinen Fall Eiswürfel dazugeben, nur einen Tropfen zimmerwarmes Wasser, damit der Geschmack sich öffnet wie eine Blume, die man gießt. Ihr Blick ist ernst, denn mit Whiskeyaromen spaßt man nicht.

Wenn Sie sich einen Prosecco bestellen, werden Sie mindestens einmal zum Spaß rufen: Prosetscho! Soll ja niemand denken, Sie könnten kein Italienisch.

Wenn Sie gern Holundersprizz trinken, aber ein Mann sind, werden Sie das erklären müssen. Sie werden sich sagen hören: »Aber auch echte Männer mögen ab und zu Süßes!« Man wird Sie mitfühlend ansehen.

Fast jede Kultur unterscheidet in männliche und weibliche Getränke. Selbst in den Kulturen, in denen es nur ein einziges alkoholisches Getränk gibt, sagen wir Palmwein bei den Lele in Zaire, existiert eine leichtere, süßere Variante für die Frauen. Überall werden Getränke gegendert. Weibliche Drinks sind immer schwächer, süßer, weicher und nicht so rein. Praktischerweise kann man diese Zuschreibungen dann gleich für die Frauen selbst verwenden.

Wenn Sie gern Doppelkorn und Pils – und zwar zusammen – trinken, aber eine Frau sind: kein Problem! Es macht Sie sogar interessanter, wenn Sie aussehen wie eine Frau, riechen wie eine Frau, sich bewegen wie eine Frau, sich aber verhalten, wie Männer sich selbst gern sehen, so unempfindlich und beherrscht und hart gegen sich selbst. Also los, runter mit dem Zeug!

Rosé-Champagner, der seiner Farbe wegen als weibliches Getränk gelten könnte, ist offenbar bei Männern gleichermaßen beliebt. Ob Mann oder Frau, Rosé-Champagner hat meiner Einschätzung nach etwa folgende Bedeutung: Er könnte zwar auch genauso gut weiß sein, einen Unterschied würde ich nicht schmecken, aber auf Sachargumente habe ich im Allgemeinen und heute im Besonderen keine Lust, allein dieses blassrosa Etikett – entzückend!

Trinken wie ein Mann

Kürzlich verbrachte ich eine lange halbe Stunde damit, in einem Bioladen einen Tofuaufstrich auszusuchen, der weniger als zehn Prozent Fettgehalt hatte. Das ist die bittere Wahrheit über das Frauenleben von heute. Dass es auch anders geht, fiel mir in Kopenhagen auf. In einem Smørrebrødladen – einem Neo-Smørrebrødladen, in dem man die Traditionsstulle mit derselben Ironie isst, mit der man in Berlin Spätzle isst – gab es zu den Schweineschmalzbroten ein Herrengedeck: ein Bier und einen Aquavit. Man konnte zwischen Waldmeister, Holunder und anderen netten Sorten wählen. Tatsächlich war es zwölf Uhr mittags, und alle waren sturzbetrunken. Mit rotem Kopf stopfte ich meine Stulle in mich hinein, glücklich, wenn auch etwas schwitzend. Fühlt es sich so an, ein Mann zu sein?

Die Frauen in Dänemark lassen es sich auch sonst gut gehen. Das Land schneidet, was die Geschlechtergerechtigkeit betrifft, im *Global Gender Gap Report* immer besser ab als Deutschland. Offenbar gilt: Wer trinken kann wie ein Mann, verdient auch Kohle wie ein Mann.

Die laschen Drinks, Beck's Gold, Prosecco, Bellini, verdanken wir schließlich den Frauen. Eine Bar, in der man *sitzt,* sagte neulich ein Bekannter, ist für Frauen. In einer richtigen Bar *sitzt* man nicht. Frauen, sagte ein anderer Mann, können nicht mal aus der Flasche trinken. Sie kriegen es einfach nicht hin, ausreichend Luft an den Lippen vorbei in die Flasche zu lassen. Die PET-Flasche, die beim Trinken den Unterdruck ausgleicht, sei eine Erfindung für Frauen und ein weiteres Zeichen für die Feminisierung, sprich Verweichlichung, der Welt.

Frauen sind zum Saufen nicht gemacht. Unsere kleinen Enzyme können mit Alkohol nicht umgehen. Und wenn man sich am Tag danach unausgeschlafen fühlt, muss man eine Sonnenbrille aufsetzen und sagen: Sieh mich bitte nicht so genau an, ich sehe so fertig aus.

Es ist eine Frage, auf die unsere Zeit noch keine Antwort gefunden hat: Kommen wir weiter, wenn die Männer sich den Frauen anpassen oder wenn die Frauen sich den Männern anpassen? Wird es in den Büros freundlicher, wenn Frauen Chefs sind, oder werden die Frauen unfreundlicher? Oder: Werden die dänischen Klos sauberer oder dreckiger sein, wo sie nun offenbar nicht mehr in Männer- und Frauenklos eingeteilt sind? Darüber dachte ich nach, während bei der Sicherheitskontrolle am Flughafen von Kopenhagen ein junger Däne seine Hände sanft über meine Brust gleiten ließ. Hätte ich mir denken können, dass auch beim Securitycheck nicht mehr zwischen den Geschlechtern unterschieden wird. Ich fühlte mich rückständig, so deutsch – ich komme aus dem Land der Hausfrauen und des Ehegattensplittings: Die Berührung eines Mannes mit hellblauen Augen und Weizenhaar bringt mich in eine gewisse Verlegenheit.

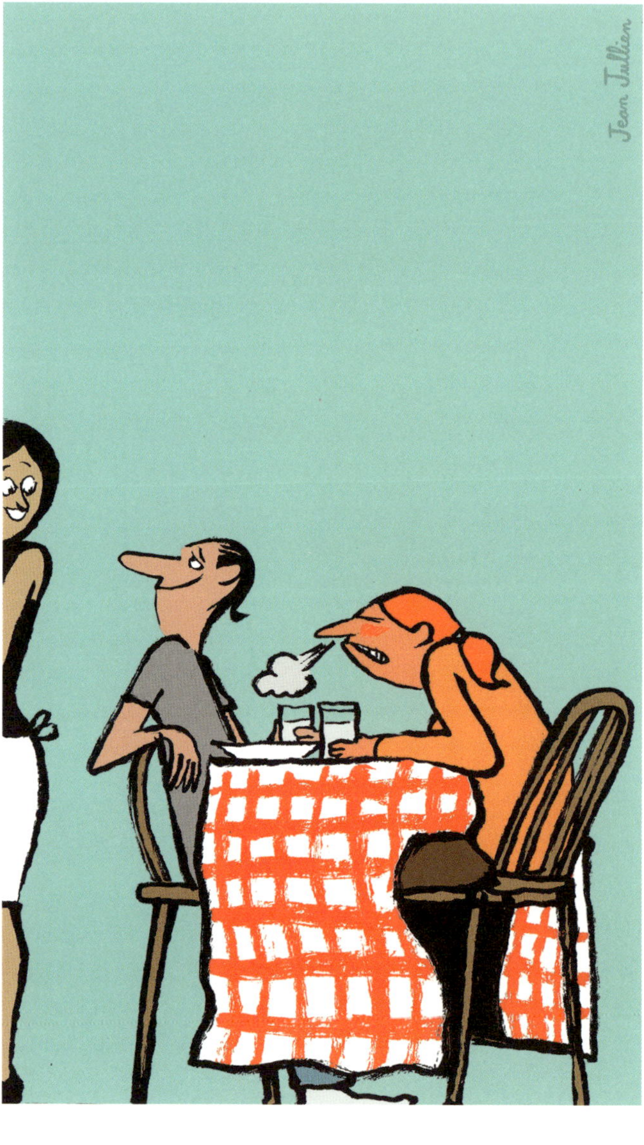
Jean Jullien

Sittsames Betrinken zu zweit

Die besten Paare sind meiner Meinung nach die, die bei Pärchenabenden versagen. Zwei Menschen, die sich wirklich lieben, können nicht gut miteinander plaudern. Die Liebe hält viel aus, aber nicht die Langeweile beim sittsamen Betrinken mit einem anderen Paar.

Aus unerklärlichen Gründen kommt es übrigens meistens auch zu einer sofortigen Retraditionalisierung der Geschlechterrollen, und man befindet sich plötzlich mitten in einem Frauengespräch über dänische Stoffdesigner und zupft dem anderen einen unsichtbaren Fussel vom Pulli.

Schön wird es dagegen, wenn der Pärchenabend schiefläuft.

Der jüngste Pärchenabend fand in einem türkischen Restaurant statt, wo es viel Raki gab. Einen Drink, der unterschätzt wird und meinem Gefühl nach besonders gut zu Pommes passt. Er reift jetzt auch – wie Bordeaux, Whiskey und Obstbrand – in Eichenfässern, wobei ich mich frage, ob das nicht eine Erfindung des türkischen Tourismusverbands ist.

Eichenfässer hin oder her, Raki macht gesprächig. Es ging um Politik. Die beiden begannen, sich über Wahlkämpfe zu unterhalten beziehungsweise zu streiten. Es war ziemlich schnell klar, es ging doch nicht um Wahlkämpfe, Peer Steinbrück und Angela Merkel. Steinbrück habe einfach keine Empathie, rief sie, er denke immer nur an sich, er sei einfach so, manche Menschen könne man auch nicht ändern. Aber es müsse doch erlaubt sein, rief er, dass ein Mann auch mal an sich und seine Bedürfnisse denke.

In dem Moment trat die elfenhafte Kellnerin an unseren Tisch. Sie warf ihr langes Haar zurück und legte dem Steinbrück-Wahlkämpfer die zarte Hand auf die Schulter. Sie beugte sich zu ihm hinunter und hauchte: »Was kann ich euch noch bringen?« Sie war nicht nur schön, sie war sanft, geheimnisvoll und fürsorglich, sie brachte Essen und Drinks, kurzum, eine Traumfrau und das Gegenteil einer Politaktivistin mit Raki-Atem.

Politik gehört zu den Gesprächsthemen, die das Blut in Wallung bringen, besonders die Bereiche Armut, Amerika, Israel und Islam. Starke Meinungen gibt es meistens auch bei der Frage nach der richtigen Kindererziehung. All diese Themen eignen sich daher sehr gut, um Pärchenabende zu crashen. Es ist ein ganz einfacher Trick, um zu sehen, ob die Liebe echt ist: sich mit türkischem Fusel betrinken, dem Partner vor anderen Leuten unsinnige Vorwürfe machen und beobachten, ob er es aushält.

Schüchtern sein

Wann ist der richtige Zeitpunkt erreicht, um die eigene Schüchternheit endgültig zu überwinden? Mit neunzehn, ich hatte gerade meine erste eigene Wohnung in Berlin im Wedding gemietet, musste ich zu einer Routineuntersuchung zum Zahnarzt. Die Zahnärztin nannte sich anthroposophisch, ich dachte mir nichts dabei. Dann hielt sie mir, als ich schon auf dem Zahnarztstuhl saß, ein Pendel vor den Mund. Das verrate ihr, wie es um meine Zahngesundheit aussehe. Das konnte ich zwar nicht glauben, aber ich war in einer Stimmung, die einiges zuließ: Es war alles neu und ungewohnt, warum also nicht eine pendelnde Ärztin.

Sie begann langsam mit einem kleinen Messer mein Zahnfleisch aufzuschneiden, ohne Narkose versteht sich, denn das wäre nicht im Sinne der Ganzheitlichkeit gewesen. Es tat so weh, dass ich beinahe das Bewusstsein verlor.

Das wäre sicher ein guter Moment gewesen nachzufragen, was sie da eigentlich tat. Ich sagte aber gar nichts. Auf dem Weg nach Hause hielt ich mir in der U-Bahn ein Taschentuch vor den Mund. Kann gut sein, dass meine Augäpfel sich das eine oder andere Mal nach hinten verdrehten. Mir gegenüber saß eine Frau, die mich unverwandt und ohne jedes Mitleid ansah.

Ich verbrachte die erste Zeit in Berlin – also den Anfang eines neuen Lebens – in einem abgedunkelten Zimmer, stöhnend vor Schmerz. Draußen war es bestimmt dreißig Grad heiß. Nebenan lief der Fernseher mit den Nachmittagstalkshows meiner Mitbewohnerin. Wir waren wahrscheinlich viel zu jung, um zu verstehen, dass Schmerzen echt sein können und man einander beistehen muss. Jedenfalls überließ sie mich meinem Schicksal. Der Zahn brauchte eine Weile, bis er heilte, und ich weiß bis heute nicht, warum dieser Eingriff überhaupt notwendig war.

Spätestens nach diesem Zahnarztbesuch hätte ich also darauf kommen können, dass eine gewisse Gegenwehr im Leben wichtig ist und höfliche Zurückhaltung nicht immer zielführend.

Schüchternheit ist eine Art soziale Krankheit und von Psychologen und anderen Wissenschaften recht gut erforscht. Grob gesagt, bedeutet Schüchternsein, dass man einige Energie dafür aufwendet, um nichts mit anderen Menschen zu tun zu haben. Zum Beispiel eben vor Schmerzen lieber umkippt, anstatt etwas zu sagen.

Schüchterne Menschen mögen umgänglich wirken, in ihrem Inneren tobt ein Kampf. Während andere sich unterhalten und miteinander lachen oder sonst wie kommunizieren, arbeiten die Schüchternen an einem Plan, wie sie der Situation am besten entkommen. In einer Konferenz: Kann ich einfach aufstehen und gehen? Bei einer Vernissage: Wenn ich mich dahinten hinstelle und so tue, als betrachte ich die Skulptur, sieht es so aus, als interessiere ich mich für meine Umgebung, aber ich muss mich mit niemandem unterhalten. Bei einem Abendessen: Wenn ich ganz lange nichts sage, werde ich mich vielleicht in Luft auflösen? Im Supermarkt: Wenn ich mir die Augen zuhalte, wird dieser freundliche Bekannte, der hier zufällig auch einkauft, mich hoffentlich übersehen?

Ich glaube nicht, dass sich an dieser Stelle noch jemand fragt, warum ich so gern Alkohol trinke. Aber ich habe natürlich auch verstanden, dass man nicht immer angeschickert sein kann. Man muss die Schüchternheit also anders angehen, nüchtern natürlich am besten.

Schüchternsein ist altmodisch: als würde man mit einer Pferdekutsche durch die Stadt fahren. Es ist schließlich das Zeitalter, das keine Scheu kennt. Das Leben ist eine angeregte, laute Unterhaltung. Man sagt, was man denkt, und man fordert, was man will. Zurückhaltung gilt nicht mehr als vornehm, sondern als idiotisch. Stille Wasser sind nicht tief, sondern einfach nur still. Ich habe im Prinzip nichts dagegen, solange ich an der Unterhaltung nicht teilnehmen muss.

Offenbar ist Schüchternheit angeboren. Von einer Forschergruppe wurde eine Studie an vier Monate alten Säuglingen durchgeführt: Einige waren schüchtern und andere nicht, was man wohl am Austrecken der Beinchen und Ärmchen erkennt. Zur Plausibilität dieser Studie kann ich nichts sagen. Ein weiteres Ergebnis war jedenfalls, dass zu der angeborenen Schüchternheit eine erworbene hinzukommt, die – natürlich – besonders Frauen betrifft. Das wiederum scheint mir einleuchtend.

Schüchternheit ist selbstverständlich eine Frauenkrankheit. Zurückhaltung gilt geradezu als weibliches Wesensmerkmal. Diese Bescheidenheit im Auftreten wird auch allseits bewundert – wie angenehm, so wenig Testosteron, so wenig Ego. Man kann ja sicher sein, dass immer, wenn es irgendwo knallt, Männer am Werk waren. Und die Leute, die nachts betrunken in meiner Straße herumgrölen, weil sie offenbar den Weg nach Hause nicht finden – sind das wohl Männer oder Frauen?

Mir ist dazu allerdings etwas aufgefallen.

Ich erinnere mich an ein Gespräch, das ich kurz vor Abschluss meines Studiums mit einem meiner Professoren führte. Es ging um die Hausarbeit, die ich gerade schrieb, oder das Referat, das ich gerade vorbereitete, genau weiß ich es nicht mehr. Es drehte sich jedenfalls um den Filmregisseur Luchino Visconti. Der Professor redete, es war ungefähr im Jahr 2003, also lange bevor das Wort *Mansplaining* erfunden wurde, dieser aus *man* und *explaining* zusammengesetzte Begriff, der die Unbefangenheit beschreibt, mit der Männer ihrem Gegenüber die Welt erklären, ohne dass sie jemand darum gebeten hätte.

Doch irgendwann machte der Professor einen Fehler: Er sagte Fellini statt Visconti. Ich war verwirrt, weil ich nicht sofort verstand, dass er schlicht die beiden Namen verwechselt hatte. Aber auch als mir sein Irrtum bewusst wurde, verbesserte ich ihn nicht. Es war ungefähr so ein Gefühl, wie wenn einem jemand mit einem Klecks Soße am Kinn beim Essen gegenübersitzt und man die richtigen Worte und den richtigen Zeitpunkt nicht findet, um darauf hinzuweisen. Nicht angenehm, denn man steht unter dem Druck, dass der andere nach dem Essen wahrscheinlich den Soßenklecks im Spiegel entdecken und einem vielleicht sogar einen Vorwurf daraus machen wird. Warum haben Sie mir nichts gesagt?!

Ich ließ den Professor einfach reden. Und das ist auch genau mein Punkt: Wer schüchtern ist, ist derart um sein Bild und seine Außenwirkung besorgt, dass er sie nicht durch Reden zerstören will. Wer schüchtern ist, wirkt zurückhaltend, doch Schweigen kann dominant sein, wenn der andere sich bemüht. In der Schüchternheit liegt eine gewisse Überheblichkeit. Wer redet, exponiert sich, macht Fehler, läuft Gefahr, andere zu bevormunden, zu verletzen, was auch immer. Wenn man schweigt, geht man kein Risiko ein. (Und manche Menschen sind ja tatsächlich, das räume ich ein, interessanter, wenn sie bedeutsam schweigen.)

Wem immer alles peinlich ist, der hält sich selbst für zu kostbar, um an der Wirklichkeit teilzunehmen: Sollen die anderen sich doch zum Idioten machen. Das edle Schweigen ist die weibliche Form von *Mansplaining*.

Natürlich, schon klar, Alkohol ist keine Lösung. Aber er kann dabei behilflich sein, die guten Manieren zu vergessen, als Übung sozusagen. Dazwischenreden, zu laut reden, zu lang reden, detailreich langweilige Ansichten und Anekdoten ausführen, über die eigenen Witze lachen, womöglich als Einziger – Männer brauchen für so ein Verhalten ja nicht mal Alkohol.

Früher war Alkohol, was man so hört, am Arbeitsplatz kein Tabu. Zum Mittagessen gab es ein Gläschen Wein, und bei der einen oder anderen Redaktionskonferenz wurde, erzählen ältere Kollegen, selbstverständlich ein Gläschen Whiskey getrunken, ohne dass irgendjemand auf die Uhr gesehen und gerufen hätte: Aber es ist doch erst sechzehn Uhr! Der Alkohol verschwand aus dem Büro etwa in derselben Geschwindigkeit, wie diese Büros sich feminisierten. Nicht dass es da unbedingt einen kausalen Zusammenhang gäbe, aber ich bin mir nicht sicher, ob man uns Frauen damit einen Gefallen getan hat.

Ich bin immer noch schüchtern. Aus reiner Schüchternheit habe ich keinen Facebook- oder Twitter-Account. Wenn jemand eine Kamera auf mich richtet, drehe ich mich weg wie ein sechsjähriges Mädchen. Aber peinliche Momente sammle ich inzwischen wie Trophäen, weil sie zeigen, dass ich etwas riskiert habe.

Nicht mehr ganz jung sein

Erstaunlich viele Gespräche, die ich führe, kreisen um die Frage, ob es heute besser ist, eine Frau oder ein Mann zu sein: Bringt es jetzt beruflich weiter, eine junge Frau zu sein, frisch, schlank und frech, oder ein junger oder alter Mann, der in jeder beliebigen Situation zu jedem beliebigen Thema irgendetwas wichtig Klingendes sagen kann? Seltsamerweise wird diese Frage so diskutiert, als könnte man sich für das eine oder andere entscheiden.

Ich bin dabei, mich aus dem Sinus-Milieu der jungen Frauen zu verabschieden, es geht für mich auf die vierzig zu, ein paar Jahre sind es noch, aber dass ich überhaupt so rechne, sagt eigentlich schon alles.

Ich habe in einer App namens »Drinking Mirror« dank einer innovativen Software sehen dürfen, wie mein Gesicht sich bei meinen gegenwärtigen Trinkgewohnheiten in den nächsten zehn Jahren verändern wird. Die Zukunft sieht für mich Falten, Tränensäcke wie Gummiboote, Rötungen vor. Ein Weckruf zur rechten Zeit, so wird die App beworben.

Nicht mehr als junge Frau zu gelten – oder nur noch für den Fünfundachtzigjährigen, der bei mir im Haus wohnt und versonnen lächelt, wenn er mich sieht, wie ich leichtfüßig die Treppe hinunterhüpfe –, die weibliche Jugend also hinter sich zu lassen, hat einige Vorteile.

Ganz so schlimm ist es ja gar nicht, was mit einem weiblichen Körper passiert, wenn er die Fünfunddreißig erlebt hat, auch bei regelmäßigem Alkoholkonsum. Ich hatte Umwälzungen und Deformationen erwartet, ich hatte mit Erdrutschen und Schlucklöchern gerechnet, diesen Kratern, die sich plötzlich auf der Erdoberfläche auftun. All das ist aber ausgeblieben.

Ich gebe zu, dass ich zusammenzucke, wenn ich lese: Das wahre Alter einer Frau erkennt man an ihren Ellbogen. Mir fällt dann ein, dass ich noch nie einen einzigen Gedanken an meine Ellbogen verschwendet habe – und nun sollen sie es sein, die all meine Versuche, mindestens zwei Jahre jünger auszusehen, zunichtemachen?

Auch das Wort »Tonus« bereitet mir Sorge. Es bezeichnet den Kampf der Frau gegen die Schwerkraft. Das Gesicht sinkt, sagt meine Kosmetikerin, und man könne nichts dagegen tun. Sie hat einen russischen Akzent, was es nicht besser macht. Ich muss schon sagen, dass mir schwer ums Herz wird, wenn ich das höre. Mein Gesicht soll nicht sinken, während mein Inneres immer offener, reifer, komplexer, fröhlicher wird, denn das passiert meiner Meinung nach mit dem Altern.

Der straffe Hals verabschiedet sich, wenn man dreiundvierzig wird. Es entscheidet sich dann, ob man eher Richtung Elefant oder Truthahn geht – nicht dass man sich übrigens aussuchen dürfte, welches der beiden anmutigen Tiere man fortan verkörpern will.

Die weiblichen Ohrläppchen erschlaffen später, ungefähr mit sechzig.

Wenn ich in die schönen Gesichter älterer Männer sehe, die Furchen und Gruben und Schluchten, die sich da auftun, dann frage ich mich, warum es so schwer ist, Alterserscheinungen in einem Frauengesicht anziehend und interessant zu finden. Stattdessen werden sie grundsätzlich als störend empfunden, als Abweichung vom eigentlichen, dem jungen Gesicht. Warum soll das weibliche Gesicht praktisch bis zum Tod behaupten, nichts Nennenswertes miterlebt zu haben?

Oder geht es darum, den Frauen eine Sisyphosaufgabe zu stellen? Man will gegen die Alterserscheinungen angehen und wälzt einen Stein zum Gipfel, aber kurz bevor man ihn erreicht, rollt er wieder runter. Sobald man sich das Botox in die Stirn gespritzt hat, machen die Oberarme schlapp. Oder anders gesagt: Je mehr man abarbeitet, desto größer wird das Aufgabengebiet.

Zu dieser unmöglichen Aufgabe gehört übrigens auch, sich Selbstzweifel und Unsicherheit nicht anmerken zu lassen, denn das gilt als noch unattraktiver als ein Truthahnhals. Und man muss aufpassen: Männer riechen das bei Frauen wie böse Hunde die Angst.

Und wie bei Sisyphos ist nicht ganz klar, wofür man nun eigentlich bestraft wird. Für die unglaublichen Fortschritte vielleicht, die die Frauen in den letzten Jahrzehnten gemacht haben?

Worin liegen jetzt, fragt man sich an dieser Stelle, genau besagte Vorteile des Alterns? Die Lösung ist ganz einfach: Der Wunsch nach Perfektion wirft große Schatten, in denen das weibliche Glück nicht gedeihen kann. Altern aber ist das Gegenteil von Perfektion, endlich scheint die Sonne. Die Zumutungen, die das Älterwerden für eine Frau im Zeitalter der Äußerlichkeiten zweifellos auch schon mit frischen vierzig Jahren darstellt, bergen die Chance, die eigene Würde von der Beurteilung anderer zu befreien. Seht, wie meine Tränensäcke schwellen, seht, wie das Kinn sich verdoppelt – ganz ohne mein Zutun werden zwei daraus –, und seht mal die blauen Adern, die auf meinen ehemals alabasterfarbenen Füßen sich ausbreiten! Ist das nicht herrlich, dass die Zeit voranschreitet und ich dabei sein kann? Ich trinke einen darauf und freue mich auf all die Rötungen, die das Leben für mich bereithält.

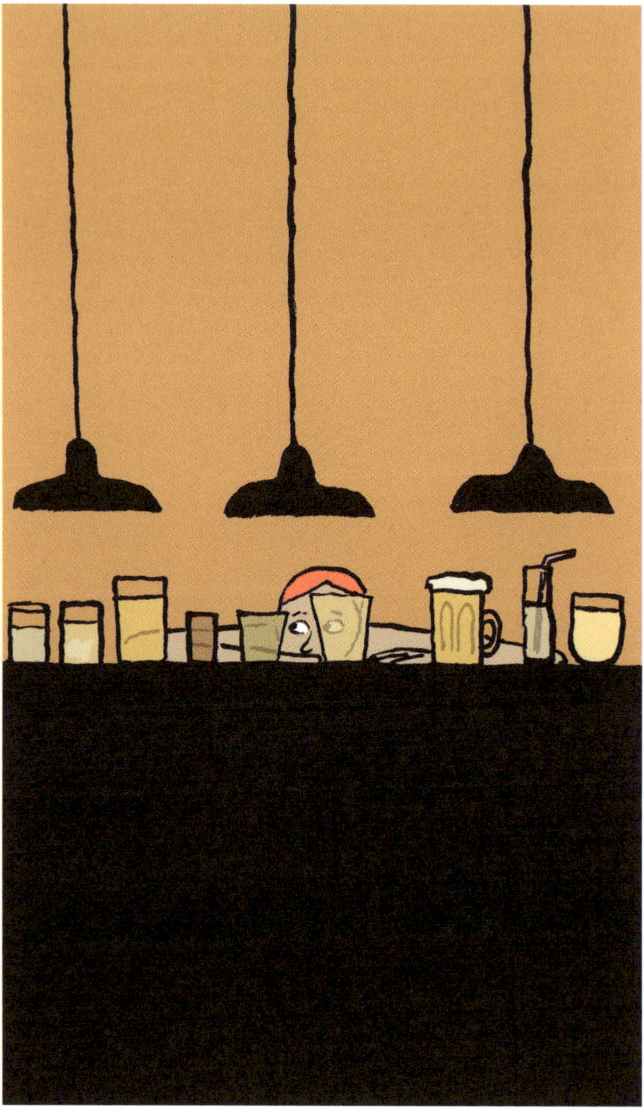

Was soll ich trinken?

In meiner Hausbar befinden sich dreiundzwanzig Flaschen mit verschiedenen Alkoholika, Wein nicht mitgerechnet. Allein vier verschiedene Sorten Gin kann ich dort zählen. Es gibt außerdem zwei Sorten Rum, einen Orangenlikör, drei Flaschen Wodka, viele Schnäpse und viel Whiskey. Auf den Orangenlikör könnte ich verzichten, ich habe ihn sowieso nur wegen des Etiketts und der schönen Schachtel gekauft, denn leider mangelt es mir an Verbraucherkompetenz, und ich falle auf Hipster-Packaging rein. Ein paar klecksige Illustrationen, die scheinbar jemand ganz persönlich auf eine Packung Nudeln oder eine Bonbontüte gemalt hat, eine wackelige Schreibschrift auf einem Buchcover, und ich bin überzeugt. Diese Naivität ist ein Problem, das ich mit vielen meiner Generation teile, leider hat sich die Verbraucherzentrale, soweit ich weiß, dieses Problems noch nicht angenommen.

Meine Großmutter hatte keine Hausbar und hat jeden Abend eine Flasche zimmerwarmes Bier getrunken. In der ganzen Zeit, in der ich sie kannte, hat sie abends nie etwas anderes getrunken. Es muss schrecklich geschmeckt haben. Sie behauptete aber, ein besonders gutes Bier müsse, ja, dürfe eigentlich nicht gekühlt werden. Dabei handelte es sich um ein normales Bier aus dem Supermarkt.

Meine Großmutter besuchte uns nur, wenn es sich nicht vermeiden ließ, und brachte nicht nur ihr eigenes Klopapier mit, sondern auch ihre Bierflaschen, abgezählt für die Tage ihres Aufenthalts. Sie war mir damals, als ich ein Kind war, ein Rätsel, zumal sie nicht besonders gern redete. Aber ich weiß, dass sie uns geliebt hat, sie reiste einfach nicht gern. Sie war eine sehr disziplinierte Frau, die den Rausch und schon die Entspannung so sehr fürchtete, wie andere sie suchen. Doch im festen Rahmen des abendlichen Rituals konnte sie akzeptieren, dass das Leben auch Genüsse zu bieten hat.

An ihrem Kühlschrank klebte für jeden Tag eine To-do-Liste. Ihr Haar war so weiß und weich wie ein Wattebausch. Sie vermachte mir unter anderem eine blau-weiß gestreifte Bluse, in der ich so aufgeräumt aussehe, wie sie bis zu ihrem Tod ausgesehen hat, als sie schon zu einer winzigen Person zusammengeschrumpelt war. Ich trage die Bluse bis heute, aber natürlich ein bisschen ironisch, denn tatsächlich gibt es in meinem Leben zu viel Krempel und überflüssige Probleme, und dringend müsste darin mal jemand aufräumen. Meine Großmutter war dagegen vollkommen frei von Ironie. Wahrscheinlich käme sie heute gar nicht zurecht, in einer Zeit, in der man im sicheren Abstand zu seinen Eigenheiten und Vorstellungen lebt, so oft bereit, seine Vorstellungen und seinen Geschmack zu ändern, Städte und Leute zu verlassen, Abwechslung und Überraschung immer schon mit eingeplant.

Ich möchte, dass jemand meine Privatsphäre verletzt

Ab einem gewissen Alter kann man auch als Frau mal allein in eine Bar gehen, denn ab einem gewissen Alter wird man als Frau einfach unsichtbar. Ich würde sagen, es beginnt ungefähr mit vierunddreißig, dass die Blicke sich abwenden, bei den einen früher, bei den anderen etwas später. Ich schreibe das jetzt nicht, um bemitleidet zu werden, denn ich persönlich finde es ganz wunderbar. Ich saß neulich allein in einer schmierigen Hotelbar in Westberlin, die jungen Männer dort sahen nur ganz kurz von ihren Telefonen auf. Der ältere Mann am Nebentisch war in Begleitung dreier sehr junger Frauen. Ich trank einen Gin Fizz und aß alle Reiscracker auf. Das war an einem Mittwoch um kurz nach achtzehn Uhr.

Man könnte jetzt einwenden: Alkohol ist kein Mittel gegen Einsamkeit. Das stimmt. Aber ich bin auch nicht auf der Suche nach einem Mittel gegen Einsamkeit. Denn Vereinzelung ist gar nicht so schlimm, wie man immer hört. Um 1970 hatte man in Westdeutschland durchschnittlich zweiundzwanzig Quadratmeter für sich, heute sind es fünfundvierzig, lese ich. Der Anteil der sogenannten Einpersonenhaushalte lag 1991 bei vierunddreißig Prozent, im Jahr 2012 lag er bei knapp einundvierzig Prozent. Das ist doch prima! Ein Einpersonenhaushalt hat gegenüber dem Zweipersonenhaushalt den Vorteil, dass die eine Person der anderen nicht auf die Nerven gehen kann.

Doch die Angst vor Einsamkeit sitzt tief, so tief, dass gute Angstfilme vom Alleinsein handeln, wie *Gravity,* wie *All is lost,* so tief, dass es uns egal ist, wenn man in unsere Privatsphäre eindringt und uns unsere Daten klaut und sie verscherbelt, denn die viel schlimmere Vorstellung ist die, dass überhaupt niemand mehr in unsere Privatsphäre eindringen will.

Ich komme aus unübersichtlichen Patchworkverhältnissen, in denen schnell mal das Gefühl entsteht, es seien ein paar Leute zu viel im Raum. Aber ich denke auch, gerade als Frau sollte man dankbar sein für die Möglichkeiten, die das Alleinsein bietet: aus Demut vor der Geschichte der Frau, die eine Geschichte erzwungener Geselligkeit ist. Wenn man heute zum Beispiel keinen Mann findet, mit dem man sich gut versteht, bleibt man einfach eine Zeit lang allein. Das erlaubt der Gesetzgeber inzwischen. Man gilt als alleinstehende Frau vielleicht als eigentümlich, irgendwie unweiblich, vielleicht auch als gescheitert. Aber wichtig ist bekanntlich nicht das, was die Leute über einen sagen, wenn man nicht dabei ist, sondern was sie einem ins Gesicht sagen.

Wird der Chefredakteur der Zeitschrift *Closer,* ein gewisser Tom Junkersdorf, wenn er Heidi Klum das nächste Mal trifft, zu ihr wohl sagen: »O Gott, Sie Arme, Sie sind schon vierzig und haben gar keinen Mann! Darüber habe ich neulich schon mein Editorial geschrieben?« Ich denke nicht. Ich denke, er wird sich ein Autogramm geben lassen.

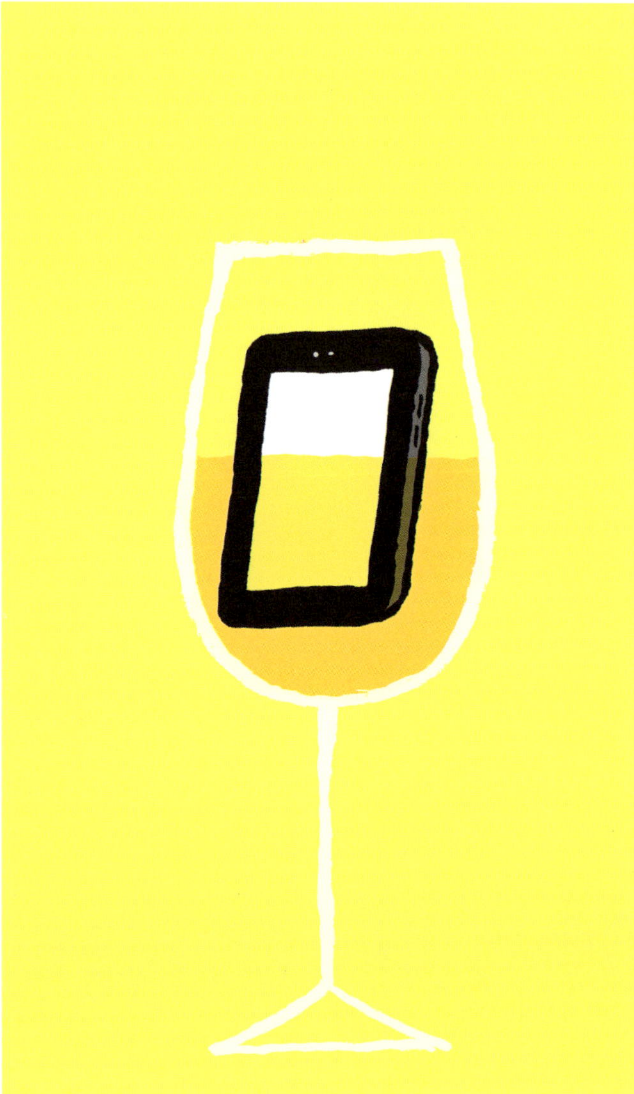

Don't drink and dial

Ich würde nie die Regeln brechen, flüsterte meine Freundin S., damit niemand in dem japanischen Deli uns hören konnte. Sie meinte: *The Rules.* Das ist so eine Art Strafgesetzbuch für Frauen. Eines der wichtigsten Gesetze: Ruf einen Mann niemals an, warte, bis er dich anruft. Auch wichtig: Sei nach Möglichkeit gut gelaunt und geheimnisvoll. Oder: Nach dem Sex nicht zu viel reden. Mag er nicht. *The Rules* wurde von zwei Amerikanerinnen geschrieben, das Buch hat sich Millionen Mal verkauft. Seither gibt es Frauen, die sich an die Regeln halten, und es gibt Frauen, die sich nicht an die Regeln halten und in der Furcht leben, es könnte ein böses Ende mit ihnen nehmen. Und dann gibt es noch die ganz wenigen, die die Regeln nicht kennen, denn auch wer das Buch nicht gelesen hat, weiß, dass Männer sich nehmen, was sie wollen, und Frauen warten, bis man es ihnen gibt.

Ich habe auch schon gegen das Gesetz verstoßen, ich habe mal einen Mann angerufen, auf dessen romantische Gefühle es mir ankam. Er war nämlich seit mehreren Jahren mein Freund. Ich fuhr mit dem Zug und hatte unvorsichtigerweise im Bordbistro des ICE ein Fläschchen Grauburgunder getrunken. Der Grauburgunder steht heute auf jeder Weinkarte dort, wo früher der Chardonnay stand, er schmeckt eigentlich immer klebrig und zugleich sauer, wie Apfelsaft aus dem Tetra Pak.

Am anderen Ende der Leitung sagte mein Freund: »Ich denke, wir sollten uns trennen.« Ich sagte: »Wie bitte?« Die U-Bahn, in der er saß, war so laut, dass ich ihn nur schlecht verstand. Er sagte: »Ich denke, wir sollten uns trennen.« Ich stellte fest: »Du machst am Handy mit mir Schluss.« Er sagte: »Du hast doch angerufen.«

Unnötig zu sagen, dass es mir in diesem Moment schwerfiel, geheimnisvoll und gut gelaunt zu wirken. Sanft legte mir der Grauburgunder seine schwere Hand auf die Schulter. Es gibt seither zwischen dem Grauburgunder und mir eine Art Komplizenschaft.

Ein paar Monate nach diesem Telefonat sagte mir jemand, die einzige Regel, gegen die ich verstoßen hätte, sei gewesen: *Don't drink and dial.* Offiziell haben wir ja mit dem Feminismus das Benimmbuch für die Frau sowieso überwunden, weshalb man auch nur flüsternd zugeben kann, *The Rules* gelesen zu haben. Und der Feminismus hat inzwischen seine ganz eigenen Regeln aufgestellt: Er katalogisiert und verwaltet die Muster des Paarlebens, die man angeblich nur lange genug studieren muss, bis man die Risiken der Zweisamkeit einschätzen kann. Bis man den Trick raushat, das Chaos zu bändigen, das ausbricht, wenn zwei Menschen, randvoll mit Erfahrungen, Neurosen und Erwartungen, aufeinandertreffen.

Gier nach Bier

In der einen Hand hielt ich ein Lammrippchen, in der anderen eine Flasche Bier, da fiel mein Blick auf die Frau am Nebentisch. Sie trug eine weiße Seidenbluse, ihr Yoga-Rücken war sehr gerade. Vor ihr stand ein Teller Wassermelonenwürfel, die sie einzeln auf eine winzige Gabel spießte, um sie langsam zum Mund zu führen. Dunkel schimmerte ihr Haar, das ihr in beneidenswerten Wellen auf die Schulter fiel. Eine Kate Middleton von Kreuzberg.

Mir hat niemand beigebracht, wie man es schafft, in einem Restaurant statt eines knusprigen Lamms Wassermelone zu bestellen. Und leider kommt mir noch nicht mal die Idee, dass man statt Bier auch stilles Wasser trinken kann.

Gier ist keine Eigenschaft, auf die man stolz sein kann. Vor allem nicht als Frau. Wobei: Machthunger ist heute bei Frauen total okay. Frauen *sollen* ihn sogar spüren. Wenn du noch mehr Kohle verdienst, ist das ein Fortschritt für die Gesellschaft!, sagt Sheryl Sandberg, Autorin von *Lean in. Frauen und der Wille zum Erfolg*. Das ist ein echtes Privileg für Frauen: Man muss sich nicht die Mühe machen, den dem Menschen angeborenen Egoismus in den Griff zu bekommen. Man nennt ihn einfach Frauenpower.

Ich bedaure, dass die Gier nach Lammrippchen und der Wille zum Bier noch nicht so anerkannt sind. Im Umgang mit Essen und Trinken orientieren Frauen sich an Scarlett O'Hara, Südstaaten, USA, 19. Jahrhundert. Das heißt: wenig zu sich nehmen, wenn möglich heimlich. Darin liegt eine gemeine Ironie der Geschichte. Jetzt, da Frauen so mächtig sind wie nie zuvor, ist das Schönheitsideal so unerbittlich wie nie zuvor. Jede Frau, die ich kenne, kann aus dem Stand eine Mängelliste über sich selbst erstellen. Sie blickt auf ihre eigene Erscheinung wie ein pedantischer Hausmeister auf ein Mietobjekt. Ich weiß nicht, ob Männer jemals davon gehört haben, dass man einen Handspiegel dafür missbrauchen kann, sich in Unterhosen vor einen zweiten Spiegel zu stellen, um kritisch seine Rückseite zu betrachten.

In einem Magazin habe ich gelesen, man solle zur Vorbereitung für den Strandurlaub vier Wochen zuvor immer um einundzwanzig Uhr ins Bett gehen und sich einer Cellulite-Therapie unterziehen, die darin besteht, dass man sich von einer Fachkraft fest in den

Hintern kneifen lässt, was, wie das Magazin einräumte, schmerzhaft sei. Ich nehme an, dass diese Therapie eine Fiktion ist. Aber das Bild werde ich nicht mehr los: eine Frau, die wie ein Kind vor Einbruch der Dunkelheit ins Bett geht, mit brennendem Hinterteil, nur weil sie mal einen Bikini anziehen will. Ein Korsett zu tragen war ein Spaziergang dagegen.

Vielleicht steht die Frau vor einer ähnlichen Problematik wie die Orang-Utans in Auswilderungsprojekten. Der Dschungel wartet. Doch die Sehnsucht nach Vertrautem ist zu groß. Einer seiner Orang-Utans, berichtete ein Wissenschaftler, brach nach der Auswilderung nachts in das Camp ein, schnappte sich einen Schlafsack und weichte ihn in Wasser ein, um damit sorgfältig den Fußboden sauber zu wischen.

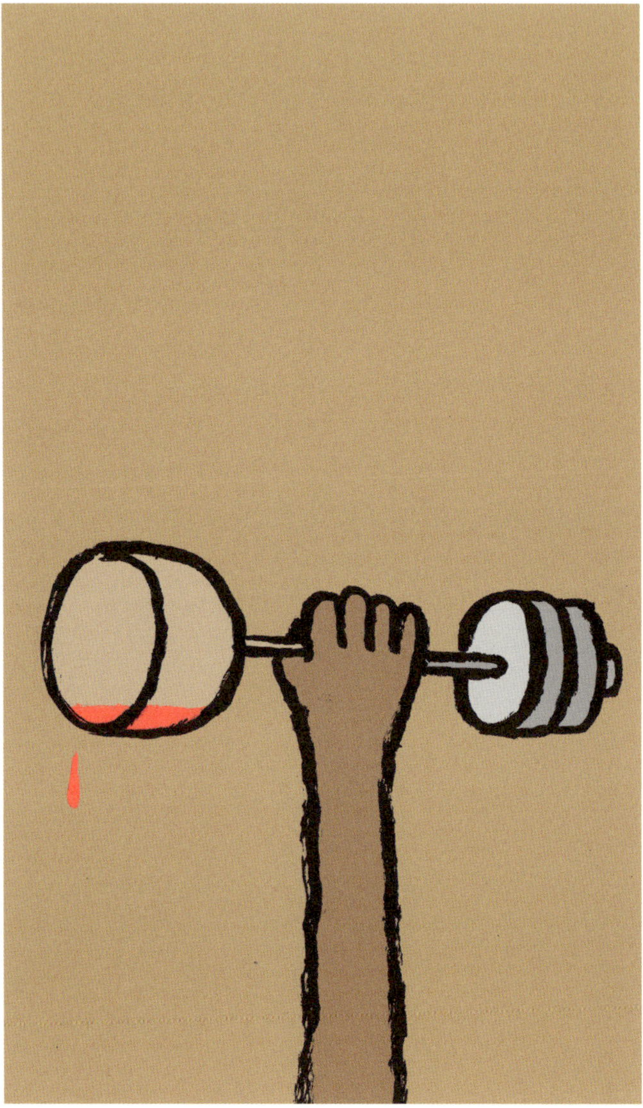

Kurzes, schönes Leben

Jeder muss sich entscheiden: Trinker oder Sportler. Es gibt nur wenige Menschen, die beides können. Zu ihnen gehört offenbar Uli Borowka. Er war ein guter Verteidiger bei Werder Bremen, wie man so hört, und trank jeden Tag einen Kasten Bier. Er habe seinen Körper hart trainiert, und zwar als Fußballer und als Trinker, sagt er. Er habe die Nacht durchsaufen und am nächsten Tag auf dem Platz stehen können. Er verdanke das seinen Genen.

Ich denke, Sport machen und Saufen sind zwei Prinzipien, die sich nicht vertragen. Es ist wie Mann und Frau, drinnen und draußen, Yin und Yang.

Wer trinkt, verschwendet seine Talente. Wirft einfach fort, was Gott, oder wer auch immer, ihm gegeben hat. Ein Blick in den Spiegel am nächsten Tag: Die Augen sind verquollen, die Haut ist gerötet, Falten im Gesicht. Gutes Aussehen, frischer Atem, denkt man, sind doch völlig überbewertet.

Nicht dass ich persönlich so denken oder so aussehen würde. Ich sage nur, dass es manchen so geht.

Wer trinkt, lebt ein kurzes Leben und bekommt davon nur die Hälfte mit. Darum geht es ja: der Wirklichkeit den Rücken kehren, nicht mitmachen. Sich das Hirn vernebeln. Lallen, statt deutliche Sätze sagen, auf alles mit Gefühl reagieren, weinen beim geringsten Anlass, lachen über lahme Witze, andere Menschen wunderschön finden, stolpern, wo gar nichts im Weg liegt. Wer trinkt, verliert den Überblick, während ja schon im nüchternen Zustand die meisten Dinge nicht zu überblicken sind.

Die Medizin spricht von kognitivem Verfall. Für viele hat das seinen Reiz.

Vollkommen unverständlich ist das den Sportlern unter uns. Sie können es gar nicht begreifen, wenn sie morgens, frei von jedem unnützen Gedanken, durch den Wald rennen, auf dem Spinningbike sitzen und die Welt so glasklar vor ihnen liegt. Es gibt einen Start und ein Ziel, einen Zeitmesser, es gibt Strafe und Belohnung, es gibt einen Trainings- und einen Ernährungsplan. Es gibt Apps dafür. Es ist herrlich.

Eine neurowissenschaftliche Studie hat neulich festgestellt, dass die durch Alkohol bedingten Hirnschäden durch Aerobicübungen kompensiert werden. In dem Artikel, erschienen in der Zeitschrift *Alcoholism: Clinical & Experimental Research,* stand außerdem, dass man mit der körperlichen Anstrengung, die Aerobic erfordere, lerne, seine Impulse zu kontrollieren. Es ist die Fähigkeit, die Trinkern fehlt, weshalb sie nach zwei Gläsern die unbändige Lust auf ein drittes nicht niederringen können.

Es ist ein Menschheitstraum, Gegensätze zu überwinden und Widersprüche aufzuheben. Doch die einen werden sich durch die Studienergebnisse bestätigt fühlen, dass Disziplin und Koordination das Wichtigste im Leben sind. Die anderen werden denken, dass man seine Trinkgewohnheiten nicht ändern muss, solange man ab und zu ein bisschen Aerobic macht.

Kalte Muschi

In einer Bar fragte ich den Mann, der neben mir stand, ob er eine Zigarette für mich habe. Er sagte: »Ich habe eine ganze Zigarettenfabrik für dich.« Das war keine Anmache. Er war der Gründer eines Zigaretten-Start-ups. »Antizyklisches Denken, schon immer das Geheimnis unternehmerischen Erfolgs«, lallte er. Es war spät in der Nacht, die Bar, in der wir uns befanden, servierte ausschließlich Jägermeister und Champagner. Er hatte sich für Jägermeister entschieden. Die Barbesitzer müssen sich heute originelle Spezialisierungen einfallen lassen, wenn sie wollen, dass die Geschäfte laufen. Einfach Sand auf den Boden kippen, wie es eine Zeit lang üblich war, reicht heute nicht mehr. Dabei ist eine gute Bar etwas, das sich so wenig planen lässt wie eine glückliche Ehe. Es gibt Bars, in denen alles richtig gemacht wurde, aber genau deshalb sind sie langweilig. Keine Konflikte, das geht bekanntlich nie gut. Es gibt Bars, in denen die Drinks großartig und interessant sind, aber die Einrichtung schrecklich ist. Die inneren Werte stimmen, die äußeren nicht.

In manchen Bars führt man jetzt vor dem Trinken Verkaufsgespräche wie früher in der Damenoberbekleidungsabteilung. Das nennt man *gourmet drinking*. Man holt die Lesebrille raus, um die umfangreiche Karte zu studieren. Dann erklärt der Barkeeper, was man wie um welche Uhrzeit zu trinken habe, was mit Strohhalm, was ohne. Dann muss man lange Minuten zusehen, wie der Barkeeper eine Gurke in Streifen schneidet oder in »Julienne«, was weiß ich. Bis der Drink vor mir steht, ist mir wieder eingefallen, wie müde ich eigentlich bin, zu müde, um nachts in Bars herumzusitzen.

Es gibt in Berlin die neuen Speakeasy-Bars, bei denen man vorher anrufen muss, um hineingelassen zu werden. Das soll ein Zitat der Prohibitions-Bars in den USA der Zwanzigerjahre und der illegalen Berliner Clubs der Neunzigerjahre sein. Der kulturelle Überbau ist mir persönlich zu groß, als dass ich in solchen Bars Spaß hätte. Außerdem komme ich trotz vorheriger Anrufe meistens dann doch nicht rein. »Sorry, ist schon voll.« Es dürfen nämlich immer nur zwölf Leute auf einmal rein.

Die schönsten Erinnerungen habe ich an Bars, die ich nicht unbedingt weiterempfehlen kann. Die Bar im Ritz in Paris, wo ein Klavierspieler für die amerikanischen Rentner klimpert, was man nur schön finden kann, wenn man sehr verliebt ist, aber dann ist es wirklich sehr schön. Oder diese Strandbar in Spanien, in der es die beste Kalte Muschi (Rotwein und Cola) an der gesamten Costa Brava gibt – das konnte ich damals schon mit Sicherheit sagen, obwohl ich noch sehr jung war.

Mein Hund ist Vegetarier

In meinem Haus wohnt eine ältere Dame, die viel trinkt, sehr viel, aber sie ist einer der nettesten Menschen der Welt. Gut, manchmal wird sie wütend, weil sie mich verdächtigt, ich hätte ihre Post geklaut (habe ich nicht). Aber sie redet mit den Kindern im Haus immer so, als wären sie kleine Erwachsene, und sieht in ihnen nicht wie ich halb gare Wesen, die die Treppe hoch- und runterpoltern und, kaum dass sie das Treppensteigen gelernt haben, Teenagerpartys feiern. Meine Nachbarin pflückt mit den Kindern die Äpfel des einzigen Baums, der in unserem Garten wächst. Vielleicht kocht sie mit den Kindern Kompott aus den Äpfeln ein und schmeckt es mit Schnaps ab. Sie kauft ihrem Hund in Plastik verpackte Würstchen, die er im Maul vom Supermarkt nach Hause tragen darf. Sie ist übergewichtig, ihr Hund ist übergewichtig, sie raucht viel, und wenn sie die Wohnungstür aufgemacht hat, riecht es im Treppenhaus eine ganze Weile lang nach Korn und Rauch. Die Kinder besuchen sie trotzdem.

Lesen Sie diesen Text zu Ende, bevor Sie Ihren Facebook-Kommentar in die Tasten hacken und mich auffordern, das Jugendamt einzuschalten – oder RTL, damit die eine Sozialreportage über den Fall drehen. Ich möchte Sie gern darauf hinweisen, dass ein kranker Mensch kein schlechter Mensch ist.

Sicher, so scharf würden Sie das gar nicht formulieren, Sie würden so etwas sagen wie: Der Frau muss sofort geholfen werden, Entzug, schlechtes Vorbild für die Kinder, Passivrauchen. Denn Gesundheit ist das höchste Gut. Das wird heute überhaupt nicht mehr hinterfragt. Außer von meiner Nachbarin. Sie scheint eine andere Haltung zu diesem Thema zu haben als Sie und ich.

Das Moralisieren in Gesundheitsfragen, sagt die Soziologie, sei vor allem dort verbreitet, wo die Religion sich aus dem öffentlichen Leben weitgehend zurückgezogen hat. Demut und Gottesfürchtigkeit haben sich als Werte verbraucht. Wir halten jetzt Menschen, die Salat essen und nicht rauchen, für diejenigen, die den richtigen Weg weisen. Und diejenigen, die nicht um jeden Preis hundert Jahre alt werden wollen, sind Sünder. So ein Wertesystem, meinen die Soziologen, gedeihe besonders gut in protestantisch geprägten Kulturen. Witzig, denn wir protestantisch geprägten Großstädter halten uns ja für besonders liberal – für souverän im Umgang mit Normen und für freier als die Menschen in der Provinz, als die Katholiken, als die Muslime sowieso. Und so kommt es, dass jetzt vielleicht irgendwo in Berlin-Mitte jemand am Fenster seiner Küche steht, auf einen übergewichtigen Hund blickt, der fröhlich durch den Garten tobt, lachende Kinder im Schlepptau, und denkt: Das Tier sollte wirklich mehr Gemüse essen.

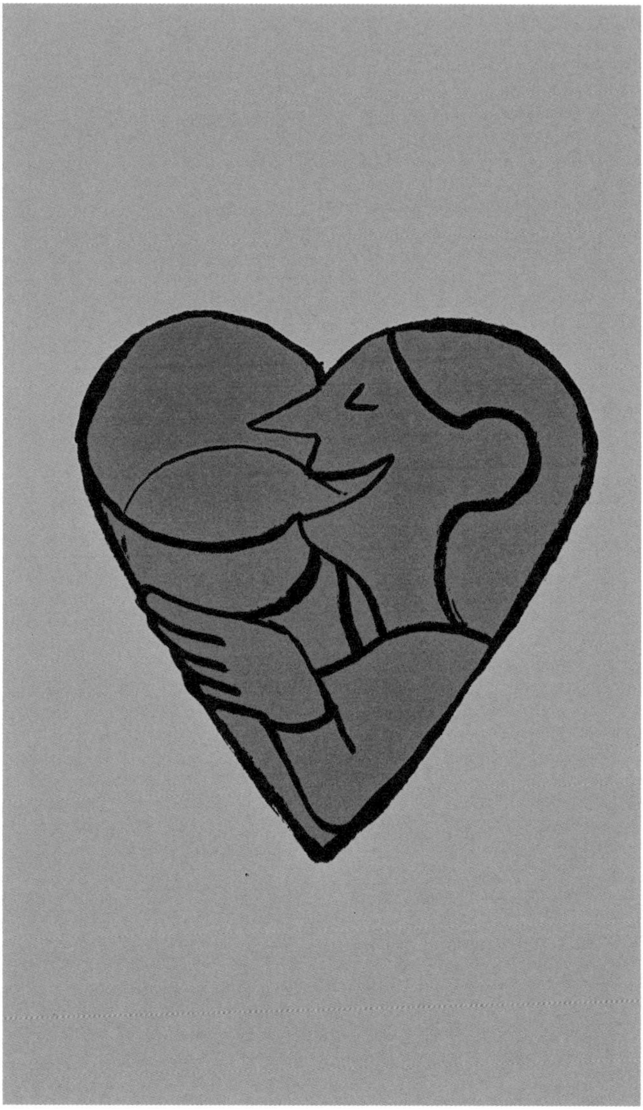

Abhängig von der Unabhängigkeit

Man kann in Berlin seinen Abend in einer Sporthalle verbringen, in der Rollschuhpartys stattfinden. Man holt sich an der Bar einen Drink und fährt auf seinen Rollschuhen die ganze Nacht im Kreis.

Ich persönlich finde es interessanter, zu trinken, ohne dabei Rollschuh zu laufen. Es könnte eine Frage des Alters sein, denn ich stelle fest, dass ich mir auch sonst die eine oder andere tantenhafte Meinung gönne. So viele Tattoos?, denke ich manchmal, wenn ich mich umsehe: warum? Bald ist es so weit, und ich verstehe die Fahrkartenautomaten nicht mehr. Es geht schneller, als man denkt, und plötzlich ist man nicht mehr jung.

Ich muss jedenfalls nicht einmal in eine Bar oder in ein Restaurant gehen, um etwas zu trinken. Ich sitze auf dem Bett, am Tisch, auf dem Balkon und trinke was. Man könnte sagen, dass es meine Lieblingsbeschäftigung ist. Gern darf sich jemand zu mir gesellen, aber allein ist es auch gut, wie bei jedem schönen Hobby.

Manche werden jetzt denken, dass ich mir eine handfeste Substanzabhängigkeit eingehandelt habe. Darauf möchte ich erwidern: Alkoholsucht ist schlimm, aber man sollte nicht immer gleich von Abhängigkeit sprechen, wenn jemand etwas einfach sehr, sehr gern mag. Beziehungsweise sollte man sich von ein bisschen Abhängigkeit nicht gleich nervös machen lassen. Dann ist man eben ein bisschen abhängig. Wenn man jemanden liebt und nicht ohne diesen Menschen leben will, ist man schließlich auch ein bisschen abhängig. Das geht nicht anders. Liebe ohne Abhängigkeit ist nicht zu haben.

Das Bundesinstitut für Bevölkerungsforschung in Wiesbaden hat herausgefunden, dass die Leute heute auf Kinder verzichten, weil sie die Abhängigkeit, die die Liebe zu Kindern mit sich bringt, nicht haben wollen. Abhängig von der Unabhängigkeit, könnte man das nennen. Von irgendetwas ist man offenbar sowieso immer abhängig. Anscheinend gibt es Leute, die süchtig sind nach Bleaching-Streifen, die man sich nachts auf die Zähne klebt, damit sie weiß werden. Sie bekommen nicht genug davon, bis ihre Zähne durchsichtig sind. Und wenn man versucht, sich das Rauchen abzugewöhnen, kann es sein, dass man am Ende von Nikotinkaugummis abhängig ist.

Jeder sucht sich etwas, was ihm die kurze, beschwerliche Existenz auf Erden leichter macht. Ich bin meiner Familie dankbar, dass sie mir das Trinken beigebracht hat. Ich kann mich nicht daran erinnern, dass bei uns zu Hause eine Flasche Mineralwasser auf dem Tisch gestanden hat, dafür immer eine Flasche Weißwein. Mein Vater versteht bis heute nicht, warum alle immer so viel Wasser trinken. Nur im Sommer, wenn es draußen sehr heiß ist, sagt er am Abend eines langen Tages: »Leute, jetzt trinke ich ein schönes Glas Wasser!«

Psychoaktive Wirkung

Jemand erzählte mir, er trinke abends nach der Arbeit nur ein Glas Wein in der Bar, vor dem Essen, dann gehe er nach Hause. Er sei Spanier, so mache man das in seiner Heimat. Die spanischen Berlin-Besucher, die sich nachts vor meiner Haustür übergeben, halten das offensichtlich anders. Aber gut. Theorien, die man sich zu sich selbst und zu seiner Kultur überlegt, haben nicht immer etwas mit der Praxis zu tun. Das ist nicht nur in Spanien so.

Ich jedenfalls denke: Nach dem ersten Glas fängt der Spaß erst an. Das erste Glas ist wunderbar. Aber das zweite auch. Und das dritte. Und die Nachzügler: Jedes ist auf seine Weise etwas ganz Besonderes und liebenswert. Eine Mutter hat keine Lieblingskinder.

Diese Art des Denkens verrät, dass ich zu der Gruppe von Leuten gehöre, deren Trinkgewohnheiten die Bundeszentrale für gesundheitliche Aufklärung als »riskant« beschreibt. Es ist ja auch wirklich nicht richtig. Vor allem erreiche ich jetzt langsam ein Alter, in dem es für eine Frau auf Monate ankommt. Wie ein Schulkind, das von sich sagt, es sei nicht sechs, sondern schon sechseinhalb, sagt eine Frau: Ich bin siebenunddreißig. Aber erst vor zwei Monaten geworden! Allein deshalb sollte ich vernünftigerweise die Finger vom Wein lassen.

Aber da fällt mir ein: Es ist ja der Witz am Rausch, dass er gegen die Vernunft ist. Der Rausch belebt die Gedanken, macht einen spontan und gesellig, wie man eben auch in nüchternem Zustand gern wäre. Für wenige süße Momente erscheint das Menschsein wunderbar und mühelos.

Sicher, ein Bier muss auch gut schmecken. Aber ich würde behaupten: Seine »psychoaktive Wirkung« (Bundeszentrale für gesundheitliche Aufklärung) ist wichtiger als der Geschmack. Neulich war ich zu einem Dinner eingeladen. Es gab zu jedem der acht Gänge ein anderes Bier: mal mit Kürbis-, mal mit Holundergeschmack. Das sei Craft-Beer, hieß es. Ich bin aber nicht sicher, was es genau damit auf sich hat, denn ich wurde immer ganz unkonzentriert, sobald die anwesende Bier-Sommelière auch nur den Mund aufmachte, um mir und den anderen Gästen zu erläutern, was eine Schüttung und eine Hopfengabe ist. Ich habe mir wohl aus vielen Jahren Lateinunterricht die Fähigkeit bewahrt, nicht zuzuhören, wenn mir jemand etwas Kompliziertes und zugleich Überflüssiges erklärt.

Der Rausch war in religiösen Gesellschaften in den festen Rahmen von Ritualen eingewoben. Ich glaube, es ging darum, Gott zu bitten, die Entgrenzung zu gestatten, aber einen vor ihren Verheerungen zu bewahren. Wir sind davon heute gar nicht so weit entfernt: Wir leben in einer Wissensgesellschaft, und wir brauchen unnützes Wissen, um beim Biertrinken den beunruhigenden Gedanken zu ertragen, dass wir alle, wenn wir nicht aufpassen, im Nullkommanichts zu Saufköppen werden könnten.

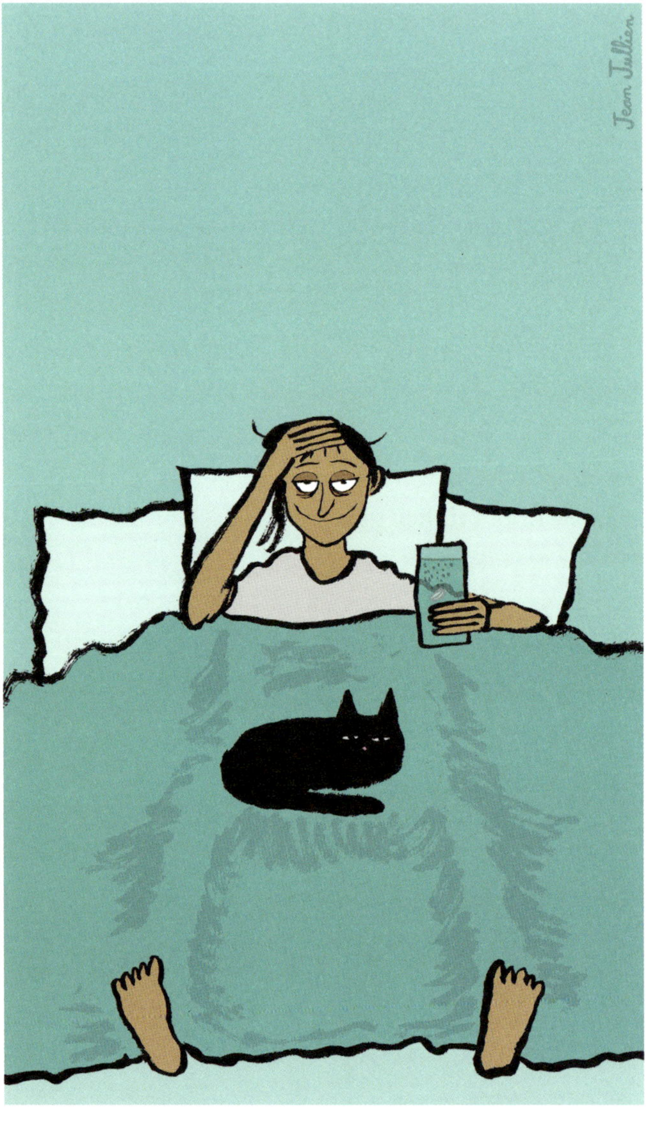
Jean Jullien

Noch ein Gläschen auf die Tugend

Martin Kippenberger, dem der Hamburger Bahnhof in Berlin gerade eine Ausstellung widmet, wird auf einem Hinweisschild von den Kuratoren als Künstler, Tänzer und Trinker bezeichnet. Er ging in die Paris Bar und tauschte seine Zeichnungen gegen das lebenslange Recht, dort trinken und essen zu dürfen. Die Schwächen anderer Leute sind viel leichter zu akzeptieren, wenn sie daraus eine Stärke gemacht haben.

Wenn man kein Künstler ist, wird es schwieriger zu erklären, dass man am Tresen einer Bar einen langweiligen Tag und all die Dinge vergessen will, die man sich vorgenommen hat. Dass man Probleme verdrängen will, die sich sowieso nicht lösen lassen, oder dass man dort einfach viel mehr Spaß hat, als es nüchtern nun mal möglich ist. Gesundheit ist heute eine Tugend, eine soziale Pflicht, und Frische ist das oberste Gebot. Eine Freundin rechtfertigte sich neulich, ohne dass ich sie darum gebeten hätte: Ich esse kaum Fleisch, kein Weißmehl, ich trinke zwei Liter Wasser am Tag, ich rauche nicht, ich mache Sport, gehe in die Therapie, um an mir zu arbeiten. Sie schlug mit der flachen Hand auf den Tresen und rief mit schwerer Zunge: »Wenn ich nicht ab und zu trinken würde, wäre ich eine Heilige!« Dank ihres gesunden Lebensstils, wollte sie damit wohl sagen, hatte sie es sich verdient, dass wir in dieser Bar saßen, die von zwei sehr jungen Amerikanern in Mitte betrieben wird – in Amerika dürfen sie wahrscheinlich noch nicht mal trinken –, und schon den zweiten bitteren, hochprozentigen Cocktail namens Berlioni tranken, bestehend aus Gin, Cynar, dem italienischen Artischockenlikör, und Vermouth. Ein Drink für Profis.

In Chicago gibt es eine Klinik, in der man sich behandeln lässt, wenn man am Abend zuvor zu viel getrunken hat. Man bekommt eine Infusion gelegt, die gegen die alkoholbedingte Dehydrierung wirkt, sodass der Kopfschmerz nachlässt. Man kann direkt danach ins Büro. Das ist sicher angenehm, aber ich hoffe, es bleibt eine Chicagoer Kuriosität. Trinken ist nur der halbe Spaß, wenn man am nächsten Tag keine Reue empfindet. Bedauern, eine gewisse Melancholie und dieses schwindelige Gefühl, das sich zur Übelkeit gesellt: das Gefühl, sein Leben trotz aller Bemühungen nicht wirklich im Griff zu haben.

Dennoch würde ich mein Selbstporträt mit Tränensäcken und krümeliger Wimperntusche vom Morgen danach nicht gleich den Leuten von der Website schicken, die sich »Deutsches Museum des Katers« nennt. Obwohl ich damit zur Pionierin werden würde, was ja heute immer schwieriger wird. Bisher haben nur verkaterte Männer ihre Bilder dort veröffentlicht.

Trinken in Teheran. Eine Geschichte aus einem anderen Land

Eine leichte Panik steigt in mir auf, als die Stewardess der Turkish Airlines sagt, an Bord gebe es keinen Alkohol. Moment, denke ich, auf meinem Flug von Berlin nach Istanbul haben die Fluggäste doch noch Whiskey Cola getrunken. Auf der Strecke von Istanbul nach Teheran sollen jetzt schon die islamischen Gesetze gelten? Das ist doch eine türkische Fluglinie, wir haben den türkischen Luftraum wahrscheinlich noch nicht einmal verlassen: Wieso bestimmen hier schon die Iraner?

Ich gucke die Stewardess hilflos an. Ich hatte mir eigentlich vorgenommen, im Flugzeug noch ein letztes Mal mit mir selbst anzustoßen, bevor meine unfreiwillige Fastenwoche beginnt. Ein Anflug von Mitleid liegt im Blick der Stewardess, als sie mir ein Glas stilles Wasser reicht.

Für eine Recherche fliege ich in den Iran. Fünf

Monate lang habe ich auf ein Journalistenvisum gewartet. Es ist die Zeit vor dem Atomdeal. Ich habe den Sprecher des iranischen Botschafters in Berlin in diesen Monaten so oft angerufen und um die Bewilligung angefleht, dass wir am Ende so etwas wie Freunde waren. Er wollte mich jedenfalls mit seiner Frau zum Essen einladen. Schließlich bekam ich von ihm unerwartet die Zusage für das Visum, und ich musste innerhalb von wenigen Tagen aufbrechen.

Während des Landeanflugs auf den Flughafen Imam Chomeini kramen die Frauen Tücher und Schals aus ihren Taschen und binden sie sich um den Kopf. Es ist zwei Uhr morgens. An den Schaltern der Einreisebehörde bilden sich lange Schlangen. Ein Beamter hat meinen Pass mitgenommen, ich warte fast eine halbe Stunde lang auf seine Rückkehr. Um mich herum stehen fünf uniformierte Männer und sehen mich an, als sei ich ein nicht besonders aufregendes Tier im Zoo, ungeniert und unbeeindruckt sind ihre Blicke. Wortlos reicht der Beamte mir meinen Pass und lässt mich ziehen.

Das Hotel hat gesagt, sie würden mir einen Wagen schicken. Am Ausgang des Terminals wartet ein sehr dicker Mann auf mich, der mich sofort erkennt. Ein Schleier verdeckt meine hellen Haare, aber ich sehe eben auch sonst nicht besonders persisch aus. Wir legen einen langen Weg über einen dunklen Parkplatz zurück, vorbei an Autos mit zersprungenen Windschutzscheiben. Nur ein paar Katzen begegnen wir. Mich wundert das alles ein bisschen, denn soweit ich informiert bin, dürfen Mann und Frau sich hier nicht einmal tief in die Augen blicken, ohne dass die Religionspolizei eingreift.

Das Auto ist sehr klein, sodass sich unsere Ellbogen fast berühren. Wir fahren mit hoher Geschwindigkeit über die leere Autobahn. Draußen ist die Nacht pechschwarz. Recht schnell stellen wir fest, dass es keine Sprache gibt, die beide verstünden. Der Fahrer stellt das Radio an: sehr laut Michael Jackson.

Mein Hotel liegt an einer Kreuzung dreier vierspuriger Straßen. An der Rezeption: wieder nur Männer. Es scheint hier irgendwie verboten zu sein zu lächeln, aber vielleicht sind auch nur alle sehr müde.

Ich öffne die Tür zu meinem Zimmer. Es ist so schrecklich, dass ich fast lachen muss. Ein Witz, denke ich. Es nimmt Platz zwei der schlimmsten Hotelzimmer ein, in denen ich je gewohnt habe. Platz eins belegt seit Jahren ein Motel irgendwo in den USA. Das Zimmer war so schmutzig, dass ich meine Kleider nicht auszog, als ich ins Bett ging. Schlimmer noch war aber das Bild, das mich vom Schlafen abhielt: der Rezeptionist in seinem fleckigen Unterhemd, unter einer Neonröhre sah er mich stumm an, hinter ihm ein Regal, in dem unzählige Stoffteddys saßen. Hätte man mir gesagt, das seien die Kuscheltiere der Kinder, die der Rezeptionist verspeist hatte, ich hätte es sofort geglaubt.

Das Teheraner Zimmer wird von einer kahlen Glühbirne beleuchtet, die Betten sind keine achtzig Zentimeter breit. In den Ecken zwischen Wand und Decke hat sich etwas Schwarzes gesammelt. Es gibt nur ein winziges Fenster, und es riecht nach dem Benzinsmog, an den ich mich würde gewöhnen müssen, denn er durchdringt in Teheran die dicksten Mauern. Neben dem Bett stehen Plastikschlappen, die mir wohl den Dienst erweisen sollen, nicht barfuß auf den schmutzigen Fliesen gehen zu müssen. Aber sie sind selbst verdreckt, offensichtlich schon getragen, und außerdem riesig. Leben in diesem Land eigentlich nur Männer?

Und wo ist die verdammte Minibar?

Selbst die Zimmermädchen sind Männer, wie ich am nächsten Tag feststelle. Im Frühstücksraum: ich, Männer, eine Chinesin. Sie erwidert mein Frauenlächeln nicht.

Bevor ich das Hotelzimmer verlasse, binde ich mir ein Tuch um den Kopf. Der Schleier verrutscht ständig, ich muss ihn mehrmals am Tag zurechtziehen. Er soll meine Weiblichkeit verbergen, aber selten habe ich mich so weiblich gefühlt wie in Teheran. Der Effekt ist ein ähnlicher wie der, in einem kurzen Rock durch Paris zu spazieren: Man ist zuallererst und vor allem eine Frau, dann kommt erst mal lange nichts, und dann ist man irgendwann auch ein Mensch. Ich trage ein knielanges Kleid über meiner Jeans, denn kein Mann soll die Konturen meiner Schenkel und meines Hinterns sehen dürfen. Gibt es wirklich so ein riesiges Interesse an meinen Konturen? Im Bus sitzen die Frauen hinten, wo der Motor so laut ist, dass man sein eigenes Wort nicht versteht. Eine Art Geländer grenzt die Abteile voneinander ab. Die Geschlechtertrennung dient der Sicherheit, offenbar ist man überzeugt, dass Männer und Frauen sofort übereinander herfallen, wenn nicht Tücher, Stangen, Mauern sie davon abhalten.

Ich nehme auf einer der harten Sitzschalen Platz und denke an einen Saunabesuch in einem Hotel in Norddeutschland, der einige Zeit zurückliegt. Ich saß allein in der Hitze, da kam ein großer, mir fremder, splitternackter Mann herein, wir nickten uns kurz zu, er setzte sich neben mich, ebenfalls splitternackt. Schweigend saßen wir nebeneinander, bis ich schließlich aufstand, ihm zum Abschied wieder zunickte. Mann und Frau, beide nackt, die Stimmung wie zwischen langjährigen Kollegen beim Mittagessen in der Kantine: kaum verhohlene Gleichgültigkeit.

Hier in Teheran führt schon eine weibliche Haarsträhne direkt in die Flammenhölle des Begehrens.

Studenten, die ich für meine Recherche treffe, wollen mir den höchsten Turm der Stadt zeigen, einen Fernsehturm, der meiner Einschätzung nach auch im sozialistischen Berlin der Siebzigerjahre hätte erbaut werden können, tatsächlich aber erst 2008 fertiggestellt wurde. Vierhundert Meter über der Stadt sieht man die karge Landschaft, die Teheran umgibt, die majestätischen Berge mit den weißen Gipfeln. Das Meer, das dahinter liegt, ist nicht zu erkennen.

Regelmäßig gibt es hier Erdbeben. Der Turm sei sicher gebaut, beteuern meine Begleiter. Diese Stadt hat auch von hier oben etwas an sich, das einen in ständige Alarmbereitschaft versetzt. Das liegt nicht nur an den drohenden Erdbeben, es liegt auch am Smog, von dem man zu spüren meint, dass er einem bei jedem Atemzug schadet. Auf der Straße gucken die Polizisten einen grimmig an, sodass man sofort denkt, man habe etwas falsch gemacht. Und für eine Frau ist es sowieso immer und überall unsicher. Ohne männliche Begleitung in Gestalt von Vater, Bruder oder Ehemann verlässt man das Haus nicht mehr nach Einbruch der Dunkelheit.

Kurzum: Ab und an ein Bierchen zum Druckablassen wäre nicht schlecht.

In einem Restaurant am Fuße des Turms essen wir geschmorte Tauben und geheimnisvolle Pasten und Soßen. Dazu gibt es einen Joghurtdrink. Ich fantasiere: Ein schöner Rotwein dazu? Nein, ein spritziger Weißwein, ein Grüner Veltliner oder ein Riesling … In Gedanken betrete ich den schattigen Innenhof eines Pfälzer Weinguts.

Wie sehr man etwas haben will, wenn man es nicht haben kann. Ob es mit Frauenhaaren und Schenkelkonturen ähnlich ist? Wenn sie in weite Ferne rücken, sind sie viel interessanter und eignen sich vielleicht überhaupt erst für die Sehnsucht.

Natürlich gibt es hier auch Frauen, Gott sei Dank. Die Freundin einer Bekannten hat sich bereit erklärt, mich durch die Stadt zu führen. Gemeinsam besuchen wir einen Sultanspalast. Ich stehe mit ihr im Garten des Palasts, die Rabatte blühen, Papageien fliegen durch die Luft. Die Sonne wird bald untergehen, das Licht wird golden, der Himmel zu einem satten Blau. Ich denke: Gibt es etwas Schöneres auf der Welt, als zum Ausklang eines warmen Tages einen Gin Tonic zu trinken? Ich frage sie, ob es eine Möglichkeit gibt, unter der Hand irgendwo vielleicht doch einen Drink zu bekommen. Meine Begleitung sieht mich skeptisch an. Ich meine zu verstehen, was sie denkt: Sind diese Europäer alle Alkoholiker? Sie hat viel Verständnis für uns Westler mit unseren Netflix-Serien, unseren sauberen Bürgersteigen und Weihnachtsbäumen. Aber diese Fixierung auf Alkohol, das ist schwer zu erklären. Richtige Argumente gibt es nicht. Warum trinken wir ständig? Ist halt so, war schon immer so, macht Spaß, gehört dazu.

Mein Bruder fällt mir ein. Er hat die Stadt im Jahr davor besucht und mir von einer Galerie erzählt, in deren Hinterzimmer Bier selbst gebraut wird. Man rührt geschrotetes Malz in Wasser und stellt das Ganze auf die Heizung oder so ähnlich. Aber wo war die Galerie noch mal? Ich schreibe ihm eine Nachricht, sie wird nicht zugestellt; erst als ich wieder im Hotel bin und WLAN habe, wird sie gesendet. Er antwortet: »Hab ich vergessen.« In Teheran gibt es auch kein Google Maps.

Ich bin allein in meinem Hotelzimmer. Ich atme die benzingeschwängerte Luft ein. Der Autolärm bildet die Hintergrundmelodie. Ich habe das Gefühl, dass die Stadt sich mir verschließt, sich einen Schleier übergezogen hat und mich nicht darunterblicken lässt. Ich weiß, dass die Partys gefeiert werden, bei denen ich jetzt so gern wäre. Leider bin ich nicht eingeladen. Aus einem Dokumentarfilm weiß ich sogar von Raves in der Wüste dieses Landes – auch die finden leider ohne mich statt.

Am dritten Tag denke ich schließlich: Was soll's! Alkohol wird sowieso überschätzt. Es ist wie beim Liebeskummer: Nach dem stechenden Schmerz und der Sehnsucht, die einem das Herz langsam in die Länge zieht, kommt die Gleichgültigkeit, kaum von der Erschöpfung zu unterscheiden. Trinke ich halt nichts. Ich liege abends auf dem Bett. Ich blättere ein bisschen im Koran, den ich im Nachttisch gefunden habe. Diese Schriftzeichen sehen wirklich wunderschön aus.

In Teheran gibt es einen alten Markt in der Nähe einer Moschee. Das klingt beliebig, denn in jeder islamisch geprägten Stadt gibt es einen alten Markt in der Nähe einer Moschee, aber Genaueres kann ich wirklich nicht sagen. Meine Freundin holt mich im Hotel ab, und wir setzen uns in eins dieser Teheraner Taxis, meist zwanzig Jahre alte Peugeots ohne weitere Kennzeichnung, mehr oder weniger verkehrssicher. Die Geschlechtertrennung wird in den Taxis irgendwie nicht beachtet, das wurde offenbar vergessen. Ich kann jedenfalls die Haare sehen, die meinem Sitznachbarn aus den Ohren wachsen. Wir fahren und fahren, stehen im Stau, ein Fahrgast steigt aus, ein anderer steigt ein, am Ende werden Centbeträge verlangt, umgerechnet zwanzig, dreißig Cent kostet so eine Fahrt. Irgendwann steigen auch wir aus, und ich habe keine Ahnung, wo wir sind.

Auf dem Markt werden Gewürze und getrocknete Bohnen angeboten, und auch winzige Häschen stehen zum Verkauf. Meine Stimmung: Ich brauche Trost. Ich setze eins von den Tierchen auf meine Handfläche, es guckt mich an, das kleine iranische

Häschen mit seinen schwarzen Knopfaugen. Ich fühle mich so allein in dieser Stadt, dass ich wirklich kurz überlege, dieses Häschen zu kaufen, wäre es nicht so schrecklich verantwortungslos. Denn ich kann es unmöglich mit nach Hause nehmen. Oder doch? Ich könnte es unter dem Pulli schmuggeln. Ich reiße mich zusammen, setze das Tierchen zurück in den mit Petersilie ausgelegten Karton und gehe weiter.

Muss ich erwähnen, dass Teheran natürlich eine großartige Stadt ist? Die gewaltigen Berge immer am Horizont, die schattigen Straßen, die Parks und Paläste. Ich habe Eiscreme aus Rosenwasser und Pistazie kennengelernt. Muss ich erwähnen, dass ich die Iraner als ein kluges, liebenswürdiges Volk erlebt habe? Die Frauen haben wunderschöne Gesichter, sie wirken so würdevoll, als könne keine Demütigung sie im Inneren erreichen. Selbst die betenden Männer auf den Plätzen vor der Moschee, ein Bild, vor dem man sich bei uns inzwischen fürchtet, weil man es mit Terror und Unterdrückung verbindet, haben für mich etwas Ergreifendes: von dem intensiven gemeinsamen Erleben geht so viel Energie aus.

Die Stadt hat mir also überhaupt nichts getan. Aber ich habe den Eindruck, man begegnet der Sehnsucht an jeder Ecke. Dem Wunsch nach irgendetwas. Was es ist, weiß ich nicht.

Es liegt etwas in dem Blick mancher Menschen,

das mich an ungelebtes Leben denken lässt, aufgehalten, eingewickelt, so kommt es mir vor.

»Woher kommst du?«, so sprach eine der Frauen mich im Frauenwaggon der supermodernen U-Bahn an. Sie war jung, Anfang zwanzig, sie sprach Persisch, ich verstand sie nicht, sah nur, wie sie mich ansah, neugierig, aber so ernst und eindringlich, dass ich kurz erschrak und dachte, sie wolle mir etwas sehr Wichtiges mitteilen, mit mir etwas sehr Wichtiges besprechen. Meine Begleitung übersetzte, sagte ihr, woher ich kam, da lächelte die Frau, doch der Ernst wich nicht aus ihrem Gesicht.

Drinks sind verzichtbar, auch für sieben Tage, sogar für mich, aber ich glaube, ihr fehlte etwas, das nicht verzichtbar ist.

Inhaltsverzeichnis

Zu diesem Buch

Die innige Verbundenheit von Männern zu Bier ist allgemein bekannt. Doch auch das weibliche Geschlecht pflegt eine enge Beziehung zu guten Drinks. Ob in einer Cocktailbar bei schummrigem Licht, beim Mittagessen mit den Kolleginnen oder im Bord-Bistro der Deutschen Bahn – es gibt viele Situationen, in denen Champagner, Wein oder Averna einer Frau gut zu Gesicht stehen. Davon erzählen Elisabeth Raethers Texte, und sie liefern Antworten auf die kniffligen Fragen unserer Zeit. Zum Beispiel welches Getränk sich besonders dazu eignet, einen Pärchenabend zu sprengen. Und was es eigentlich für das Verhältnis zwischen den Geschlechtern bedeutet, wenn eine Frau genauso viel trinken kann wie ein Mann.

Elisabeth Raether, geboren 1979, ist Co-Autorin des Buchs »Neue deutsche Mädchen« (2008) über einen anderen Feminismus, als ihn Alice Schwarzer verkörpert. 2014 erschienen in dem Band »Wochenmarkt« ihre kulinarischen Kolumnen, die sie wie »Die trinkende Frau« für das ZEIT-Magazin entwickelt hat. Elisabeth Raether lebt in Hamburg und Berlin.

Jean Jullien, geboren 1983, ist ein französischer Illustrator und Künstler. Weltweit bekannt wurde er mit seiner Zeichnung »Peace for Paris« nach den Attentaten vom 13. November 2015. Jean Jullien lebt und arbeitet in London.